「バラ色の毎日」を叶える

白内障治療

松原 令
MATSUBARA SATOSHI

幻冬舎
MC

はじめに

「近いところにピントが合わない」「新聞やテレビを見ていると、すぐに目が疲れてしまう」「特に夕方や薄暗い場所では、ものが見えづらい」……。

残念ながら、体形や髪、肌などの見た目の変化と同じように、私たちの目も加齢の影響を受けます。

悩みというほどではないけれど、なんとなく鮮明に見えない。年だから仕方がないと思いながら、買い物やスポーツ、読書、テレビ視聴、旅行など、以前は楽しめていたことも、最近は「見えづらい」「目が疲れる」のが原因で前ほど楽しめない、という人が少なくないのではないでしょうか。

こうした目の違和感は「白内障」の症状かもしれません。

白内障は、目の中でレンズの働きをしている「水晶体」が、白く濁る病気です。白内障の多くは加齢によって起こります。初期段階を含めると、60代で7～8割、70代で8～9

割、80代ではほぼ１００%の人が白内障であるといわれています。進行が早いか遅いかの差はありますが、この加齢による変化はすべての人に等しく起こるのです。

けれども、がっかりする必要はありません。今では、以前に比べ、比較的簡単に白内障手術を受けられるようになり、「見え方」を改善することができるのです。


私は、大学附属病院や地域の基幹病院での勤務を経て神戸市東灘区で開業し、現在までに2万件以上の白内障手術を行ってきました。

白内障手術では、眼球の一部を切開して白く濁ってしまった水晶体を取り除き、水晶体の代わりの役割を担う人工の眼内レンズを入れます。眼球の一部を切開して中にレンズを入れると聞くと、不安に思い、手術をするのをためらう人がいらっしゃるかもしれません。しかし、白内障手術における医師の技術や医療機器の進歩に加えて、眼内レンズもここ十数年で急速に進化し、特に最近では高機能の製品が多く登場しているので、そこまで不安に感じる必要はないと思います。ただし、眼内レンズはそれぞれ特徴が異なるため、生活や希望する見え方を眼科医に伝え、最適なレンズを用いることが大切です。

この眼内レンズには、大きく分けて単焦点眼内レンズと多焦点眼内レンズの2種類があります。単焦点眼内レンズは「遠く」「中間」「近く」のいずれかの一つの距離にピントを合わせることができ、多焦点眼内レンズは「遠く」「中間」もしくは「遠く」「近く」の二つの距離にピントを合わせることができます。また最近の多焦点眼内レンズは3焦点レンズといって、「遠く」「中間」「近く」の三つの距離にピントが合うレンズもあります。単焦点眼内レンズは一つの距離にしかピントを合わせることができないため、ほかの距離を見る場合には眼鏡を使用しなければなりません。このデメリットを解消するために開発されたのが多焦点眼内レンズです。眼鏡をせずに「遠く」「近く」など、二つの距離が見えるようになるため、現在では多焦点眼内レンズのほうが白内障手術において主流になってきています。ただし、多焦点眼内レンズ手術は選定療養となり、多焦点眼内レンズ費用については保険適用外となっており、単焦点眼内レンズよりは費用がかかってしまいます。また、単焦点眼内レンズはピントが合う距離が一つなので、複数の距離にピントが合う多焦点眼内レンズよりもぶれが生じず、はっきり見えるという人もなかにはいます。

大事なことは、白内障治療を受ける人はさまざまなレンズの特徴を知り、これからの人生をどのように過ごしたいのか、どんな見え方を望んでいるのかをよく考え、眼科医としっかりと相談することです。

そこで本書では、白内障治療の基本を解説するとともに、どのようなレンズが、本人が希望する「見え方」を叶えるのかということについても詳しくアドバイスしていきます。眼内レンズの特性やいくつかのポイントを知ってもらえれば、決して難しいことではありません。

白内障治療で、希望に合った眼内レンズを入れた人たちは、ほとんど例外なく若返りますし、女性は美しくなります。これはお世辞ではなく、本当のことです。

見たいものがスッキリと見えることで表情も明るくなり、いきいきと活動的になる人がたくさんいます。そんな方々の輝く笑顔を見るのが、眼科医の私にとってもいちばんうれしい瞬間です。

今の時代、年を取っても「見たいものが見える」ことを諦める必要はないのです。年齢にかかわらず、これからの人生を自分らしく楽しんで過ごしたいと考え、白内障手術を迷っているあなたに、本書が少しでもお役に立てば幸いです。

「バラ色の毎日」を叶える白内障治療　目次

［第3章］「白内障」を根治できるのは手術のみ
受ける前に知っておきたい白内障手術の流れ

PART1〈「白内障手術」について知ろう〉

PART2〈「術前検査」から「手術当日」まで〉

PART3〈「術後」の検査と生活について〉

［第1章］

人生100年時代の到来

――あなたの夢はなんですか？

なんとなく放置してきたその視力、そのままで大丈夫？

今は人生100年といわれる時代です。

私たちは昔に比べると、はるかに長い人生を生きられるようになりました。また今の60代、70代、80代のいわゆるシニアと呼ばれる世代の人々も、昔の同年代に比べるとぐんと若々しくなっています。いつまでも若く、元気で過ごせることは本当にすばらしいことです。ただ、どんなに若々しく見える人でも、年齢とともに心身のいろいろなところに変化が現れてきます。その一つが「視力」です。

本書を手に取っていただいた皆さんも、年とともに目の悪さ、見えにくさで困ることが出てきていると思います。例えば、次のような経験はないでしょうか。

□レストランのメニューなどの小さい文字が見えない。ぼやけて見える。
□本や新聞を読んでいるときに、すぐに疲れてしまう。
□買い物をしているときに、手に取った商品の表示や値札の数字を見間違える。

□メイクをするときに、よく見えなくてアイラインがうまく引けない。
□テレビがすっきりと見えない。
□遠くにいる人の顔や遠くにある看板が見えにくく、外出先で不便を感じる。
□ゴルフをするときに、ボールを目で追えない。
□夜間に車の運転をするときに、対向車線を走る車のライトがとてもまぶしく感じる。
□夜にトイレに起きたときなど、暗いところでものが見えにくい。
□車の運転中に、前方が見えづらく、事故になりそうになってひやりとした。

ほかにも、細かい文字をしっかり見ようとすればいちいち老眼鏡をかけなければならなかったり、また老眼鏡をどこかに置き忘れたりすれば探すのにも時間がかかってしまったり……。そんな具合で、見えづらいために日常生活のなかでイライラしたり、情けないと自信を失ったりすることも増えているかもしれません。

しかし、「年を取れば仕方ない」「この年なら誰でも似たようなもの」と考え、なんとなくその状況を受け入れている人がほとんどだと思います。

目の悪いライオンは生き残れない

私たちの目というのは、とても重要な感覚器官です。

人間の感覚器官のことを、よく「五感」といいます。目の視覚、耳の聴覚、鼻の嗅覚、口の味覚、そして皮膚の触覚の五つです。私たちはこの五感を駆使して、外の世界からさまざまな情報を得ています。

では、五感の知覚を割合にすると、それぞれどれくらいだと思いますか？

正解は、視覚が圧倒的に多く、83％。次いで聴覚11％、嗅覚3・5％、触覚1・5％、味覚1％と続きます。つまり人間は、知覚情報の8割以上を目から得ている、ということです。普段は当たり前になっていて気づきませんが、目は生きるうえで大切な情報収集の器官だということが改めてお分かりいただけるかと思います。

例えば野生の動物には、「目の悪いライオン」や「近視のトラ」はいません。目が悪ければ、遠くにいる獲物を見つけることができませんから、餌を捕れずに死んでしまいます。

動物にとって目がよく見えるか否かは、命を左右する重大事なのです。

おそらく人間だって太古の狩猟採集の時代には、目の悪い人は家族や周りの仲間の助けがなければ、かなり生きにくかったはずです。

今は幸いなことに、私たち人間は、目が悪いことがすぐさま命に関わるようなことはありません。近視の人でも眼鏡やコンタクトレンズを使用すれば、目の悪さを補うことができます。

でも、少し考えてみてください。眼鏡やコンタクトレンズが役立つのは、実は安全で快適な生活環境があってこそなのです。

仮に大きな地震が起こったとします。すると棚に入っているものが落ちたり、食器が割れたりして、あたり一面に散乱します。そのときに目の悪い人は、眼鏡が近くになかったり、コンタクトレンズを外していたりするときであれば、足元がよく見えず、安全に避難することができません。

災害のあとには、停電や断水が何日も続くことがよくあります。目が悪ければ、遠くに給水車が来ていてもどこに行けばいいか分からず、必要な水の確保も遅れてしまいます。

コンタクトレンズだって、そもそも清潔な水が使える環境でなければ装着すらできません。

文明社会の現代でも、ひとたび災害などで生活インフラが麻痺したり、途絶えてしまったりするような事態が起これば、目の悪い人は災害弱者になる可能性が高いのです。

見えにくさは健康寿命にも関わる

もっと身近な例でいえば、目がよく見えるかどうかは私たちの「健康寿命」にも関わります。健康寿命とは、介護を受けずに元気でいられる期間のことをいいます。

日本は世界のなかでもトップクラスの長寿国ですが、平均寿命と健康寿命の間にまだまだ差があります。その差は男性で約8年、女性で約12年といわれています。せっかく長生きをしても寝たきりのまま……、というのは誰にとってもうれしいことではないので、健康寿命をできる限り延ばそうということが叫ばれています。

皆さんのなかにも栄養バランスに気を付けて食事をしたり、ウォーキングやスポーツで身体を動かしたりする人も多いのではないでしょうか。

私が皆さんに知ってほしいのは、健康寿命を延ばすためには、実は「目」も非常に重要だということです。なぜなら「目が悪いので転びました」と言う患者さんが、あとを絶たないからです。

足元の段差や障害物、自転車の接近などに気づかずに、「あっ」と思ったときには転んでいたという人は非常に多いです。年を取ると骨も弱ってしまっているため、ただ転んだりつまずいたりするだけで骨折し、いきなり介護が必要になってしまう人もいます。

それでなくとも目が悪くなっていると、慣れない場所はもちろん、病院などへも一人で行くのが不安になり、出歩く機会がだんだん減ってしまいます。すると足腰も弱くなりますし、頭を使うことも減って、脳の働きが弱まり、認知症のリスクにもつながります。

車を運転する人であれば、さらに目の重要性を実感しているはずです。

年を取って目が衰えてくると雨の日や夕暮れどきなどに、とても視界が悪くなります。夜間の運転でも、黒っぽい服の人が見えにくく、危うく事故を起こしそうになって自信を失ってしまった……。そんな話もよく耳にします。

都市部であれば、公共交通機関が発達しているので、車の運転を諦めてもまだ電車やバスなどの代わりの手段があります。しかし、田舎のほうでは車に乗れないと買い物や病院に行くことすら難しく、生活が成り立たない地域もあるため、問題はより深刻になります。

昔できていたことができないのは「年のせい」？

また寿命に関わるようなことではないにしても、目が衰えれば、普段の生活において不便に感じたり、不自由に思ったりすることは確実に増えていきます。

例えば買い物一つ取ってみても、40代の頃であれば店内に入るなり、欲しいものの売り場へ直行し、いくつかの商品を見比べてサッと買うことができたはずです。

けれども、目が悪くなると、店内に入っても売り場の看板が見えにくく、売り場が変われば、どこにあるのかを探すだけでも手間取ってしまいます。ウロウロしながら欲しいものの売り場にたどり着いても、商品に貼られている表示の文字や値段がぼやけて判読できません。商品を手に取ってじっくり眺めたり、老眼鏡を取り出して見たり。そうしてようやく読むことができたと思ったら、安い牛肉だと思って手に取っていたのが豚肉だった……。そんな笑い話のような失敗が起こります。

旅行などの場合でも、昔だったらガイドブックやパンフレットを片手に、初めて行く観光地でもどんどん歩き回ることができたのに、今は手元のパンフレットも遠くの景色も見えづらくなってしまった……、期待していた旅先の風景もかすんで見えるようになり、以前ほど旅行を楽しめなくなった……。

スポーツでは、ゴルフなどで小さいボールが見えづらくなり、距離感をつかみにくくなってきたといった声もよく耳にします。そのために好きで続けていたスポーツや競技をやめてしまった人もいるかもしれません。

そんなとき、多くの人は「自分も年を取ったなぁ」「年だから仕方がないか……」と自分を納得させているようです。

しかし、眼科医の私に言わせれば、40~50代の頃にできていたことができなくなったのは、すべてが年のせいとは限りません。

確かに年を取れば誰でも気力や体力が低下したり、記憶力が怪しくなったりして、以前と同じようにできないことは増えるでしょう。でも、前と同じようにできないいちばんの原因は、単に「目が見えていないだけ」ということも少なくないと考えています。

私はそれを患者さんに「『見えない魔法』をかけられている状態」と話します。

童話や物語の世界では、精霊や魔法使いによって王子さまが野獣に姿を変えられたり、プリンセスが老女になったりします。それと同じで、見えない魔法がかかっているから、その人本来の力を発揮できなくなっているだけで、本当のあなたはもっと輝いている。そういう状態をイメージして患者さんにお伝えしています。

見えにくさの正体は、白内障

それでは「見えない魔法」の正体とは何か。それは「白内障」です。年を取ってからの見えにくさの原因の大半は、白内障と考えられます。

白内障とは、目の中にある水晶体という組織が白っぽく濁ってしまう病気です。水晶体は、カメラでいうとレンズの働きを担っています。若い人の水晶体は無色透明で、光をよく通します。そのために視界が明るく、見たいものがクリアに見えます。

ところが年を取ると、この水晶体がだんだん濁ってきます。もちろん濁りの程度や進行の早さには個人差があるのですが、これは残念ながら、すべての人に起こる変化なのです。

カメラのレンズが濁っていたら、撮った写真はどうなるでしょうか。光がにじんだり、ぼんやりかすんだり、全体にもやがかかったように写ったりします（図表1）。

人間も同じで、ぼんやりかすんで見えたり、全体にもやがかかったように見えたりします。それが白内障の状態です。

ほかにも濁った組織に光が乱反射し、強い日差しや車のライトなどをひどくまぶしく感じたり、濁った水晶体は光を通しにくいため、暗い環境ではものが見えづらかったりといった症状も現れます。

さらに微妙な色の区別が付きにくくなる、ものの距離感が分かりづらくなるなども白内障の症状です。黒色と紺色の靴下の色を間違える、距離感を誤って人やものにぶつかりそうになるといったことも、判断力や認知力が落ちてしまったのか……とがっかりする人もいるかもしれませんが、実は白内障が原因という可能性も大いにあるのです。

［図表1］ 白内障とは？

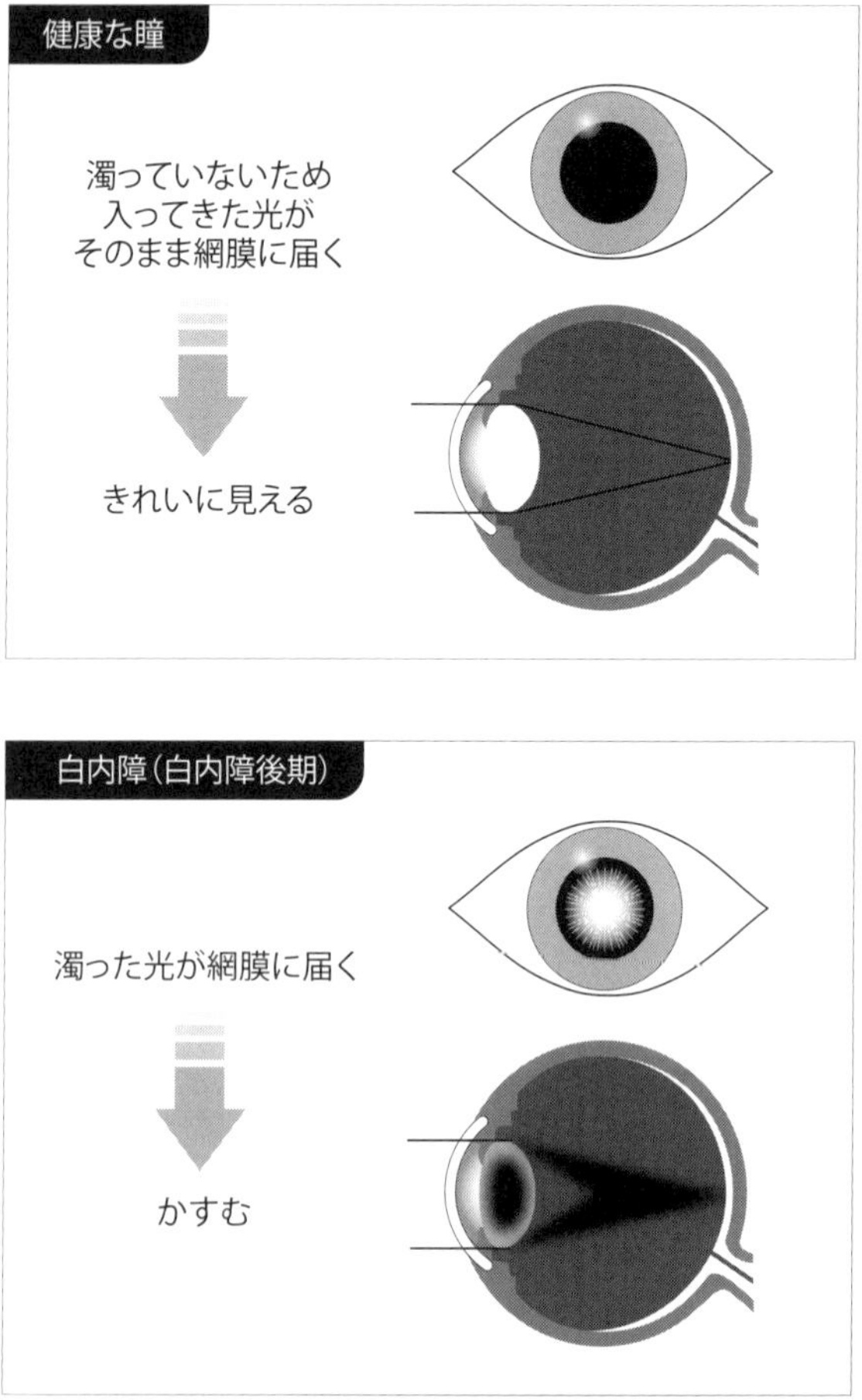

出典：松原眼科クリニック「白内障ガイダンス」

目の衰えは白内障治療で〝治せる〟

昔であれば、加齢とともに身体にいろいろな変化や衰えが現れてきても、それを改善する方法はあまりありませんでした。

歯が悪くなったら入れ歯を使う、耳が悪くなったら補聴器をつける、目が見えにくくなれば老眼鏡をかける。そういったもので加齢による衰えをカバーするくらいしか方法はなかったのです。特に目については、老眼鏡だけでは白内障による目のかすみや見えにくさを改善することはできません。

ですが、今の時代を生きる皆さんは幸せです。

白内障治療はこの十数年で驚くほど進化しています。今は、患者さんにとって負担の少ない手術を受けることができ、白内障で悪くなっていた目そのものを〝治す〟ことが可能なのです。

私のクリニックでは、年間８００件以上の白内障手術を行っています。

白内障の手術をすると、患者さんたちは術後に眼帯を外したときに「先生、メチャメチャよく見える！　ありがとう！」と感激されます。

患者さんの話によると、それまで暗くくすんで、ぼんやりとしていた世界が明るくクリアになり、キラキラ輝いて見えるということなのです。まさに「見えない魔法」が解かれて、美しいプリンス・プリンセスに戻った。そんな表現がぴったりです。

そこで私は「あなたが白内障の治療をするという選択をしたんですよ、自分で選んだのだから自分のことを褒めてあげてください」と話します。

治療によって患者さんの表情がパッと明るくなり、心からの笑顔が見られるのは、やはり医師である私にとってはうれしく、やりがいを感じる瞬間です。

「見える」だけで自慢ができる

白内障手術では、白く濁ってしまった水晶体を取り除き、代わりに人工の小さい眼内レンズを入れます。この眼内レンズも、最近は優れた製品が多数登場しています。特に「遠く」も「中間」も「近く」も眼鏡をかけずによく見える3焦点型の多焦点眼内レンズは、患者さんの満足度がとても高くなっています。白内障治療で多焦点眼内レンズを入れると、どんな世界になるのか、ちょっと想像してみましょう。

例えば、女性はグループでよくランチ会をしますね。少し奮発して予約した三ツ星レストランで、集まったお仲間と席に着いたとします。

多焦点眼内レンズを入れているあなたは、遠くにいるサービスのスタッフの顔もよく見えます。目を合わせて合図をすると、スタッフが席へやって来て、一人ずつメニューを配ります。そのとき、お仲間たちはメニューの小さい文字が読めません。目を細めたり、目から離したりして見ている様子です。けれども、結局はっきり見えず、老眼鏡を出そうとしてバッグの中をごそごそと探し始めます。

しかし、あなたは違います。近づいて来たスタッフに優雅に会釈をしながら、メニューを開いた途端に、目の前の文字を読むことができます。そして料理の内容や値段をサッと読み比べて、「私はAコースを」とほほえみながらスマートに注文することができます。そんなあなたの様子を見て、周りのお仲間たちは驚きながら「なぜそんなによく見えるの？　何をしたの？　教えて！」と興味津々に尋ねてくるはずです。

男性であれば、ゴルフの話が分かりやすいかもしれません。

多焦点眼内レンズを入れている人は手元のボールやクラブも、打ったボールの軌跡も、すべてクリアに見ることができます。ですから同年代の友達とコースを回っていて、友達がショット後に自分のボールの行方を捜していたら、「お前のボール、あっちへ飛んで行ったで」と教えてあげればいいのです。相手は「なんで見えんねん!?」となります。

白内障治療によって10~20年前に見えていたのと同じくらいに「見える」ことで、同年代の仲間に自慢できたり、友達とスムーズにコミュニケーションが取れたり、という楽しい時間が増えます。自分のやりたかったことや目が悪くなったせいで諦めていたことをもう一度できるようになるのです。

定年を迎えても、まだ何十年も人生は続く

それでも、白内障の治療をするかしないか迷われる方も当然いらっしゃいます。そういうときに皆さんがおっしゃるのが「この先、そんなに長くないから」「もう年だから」という言葉です。

この言葉の真意は、自分の年齢ならば人生は残りわずか、それなら無理をして治療しなくてもいいのでは……というものでしょう。

しかし、60～70代でこの先長くないというのは一、二世代前の人たちの話です。

一般に60年、70年と人生を歩んできた人であれば、たくさんの苦労を乗り越えて働いてきたし、子どもも成長したし、「あとは余生で、ただのんびりと過ごせればいい」と思いたい気持ちもあるかもしれません。

けれども冒頭でも述べたように、今は人生100年の時代です。現代の子どもたちの多くは110歳まで生きるそうです。

そうした100年人生のなかでは60代、70代はまだまだ若手です。60歳や65歳で会社を定年退職になっても、人生はその先も30年、40年と続きます。現役時代と変わらないほどの長い時間を「のんびり」と過ごすだけで、本当にあなたは満足できるでしょうか。

また、長く家庭を守ってきた女性たちだってそうです。子どもを一人前に育て上げ、かわいい孫の顔を見たら人生終わり、そんな時代はとっくに過ぎています。

子育てや介護のため、自分のことを後回しにしてずっと頑張ってきたけれど、ようやく自分のために少しは時間やお金を使えるようになった。そういう世代の方々にこそ、これからの自分の人生を思い切り楽しんでほしいと私は思います。

年を取っても「楽しい人生」は自分で選べる

皆さんが思い描く「これからの楽しい人生」とは、どんなものでしょうか。

自分のペースで仕事を続けたい人もいるでしょうし、趣味の手仕事に打ち込みたい人、世界各国を旅行してきれいな景色をたくさん見たい人もいるでしょう。また本を読んだり、パソコンを習ったり、新しいことに挑戦したいという人もいるでしょう。

そういう人生を実現するためにも、私はぜひ白内障の治療をして「目がよく見えるようになる」ことをおすすめします。

快適に見えるということは、その後の楽しい人生を創る確実な条件です。それは、私がこれまでに累計2万件以上の白内障手術を手掛け、そこで出会った多くの患者さんを見てきて実感していることです。実際に、白内障手術をすると女性たちは美しくなりますし、男性も5歳くらいは軽く若返ります。目の見え方が若い頃に戻ると、気分もそれと同じように若くなるのでしょう。

女性の場合、目がよく見えるので細かいメイクやおしゃれがばっちり決まる、というのもきれいになる理由の一つだと思いますが……(笑)。それだけではなく「自分もまだまだできる」という自信がその人を内側から輝かせているように感じます。

当クリニックで白内障治療をした患者さんたちの声を、ここで少しだけ紹介しておきます(患者さんの体験談は、第5章にも詳しく掲載します)。

・はっきりと見えて、今までとは別世界です。うれしくて毎日幸せいっぱいです。(60代女性)

・明るくてクッキリときれいに見えるようになりました。夜間の車の運転時も、暗いところにいる歩行者がよく見え、また対向車のライトの乱反射も和らぎ、視界が非常に良くなりました。(60代男性)

・日常のこと、仕事上のことが老眼鏡なしでできています。新聞、本、商品の裏の説明なども老眼鏡なしではっきり読めます。快適で、すばらしいことです。(60代女性)

・感動的なほどよく見えます!! びっくりしました!(50代男性)

・色は美しく、光は明るく、気持ちがスカッと爽快になりました。本当に手術をして良かったと思います。(70代男性)

長い人生の後半戦は何もしなければ、目がかすむ、ぼやける、見えにくいといった白内障の「見えない魔法」が少しずつ強くなっていきます。

しかしその一方で、今は白内障を治療すれば「よく見える楽しい人生」を選び取ることもできます。もちろん治療をするのは医師ですが、それを選択するのは医師ではなく、あなた自身です。あなたも「見えない魔法」を解いて、夢を叶えましょう。

【目と健康を考えるコラム1】

メイクで目に負担をかけていませんか？

◆まぶたの際に入れる「インライン」に注意

以前、私のクリニックの看護師Aさんから、アイメイクについて質問を受けたことがあります。Aさんは、キャリア20年以上になるベテラン看護師です。当クリニックの開院当初から勤務してくれており、私たち医師も頼りにしている職場のリーダー的な存在です。

彼女はもともと目元のはっきりした顔立ちでしたから、若い頃はアイメイクの必要性をあまり感じていなかったそうです。

けれども、年齢とともに目元の印象がなんとなくぼやけて見えるようになり、悩んでインターネットでいろいろと調べていたら、「インライン」というメイク法に出会ったといいます。

インラインとは、まぶたに生えているまつげの生え際の、皮膚と粘膜の境目の部分にアイラインを引くことです。ここにアイラインを入れると目の際がクッキリと縁取られ、目元の印象を強くするということで、雑誌やネットのメイク記事でもこの方法がよく紹介されていたそうです。

しかし、Aさんは看護師という職業柄、「粘膜に近い部分にメイクを施すと、目に良くないのでは？」と不安を感じて、私に尋ねてきたというわけです。

Aさんの直感は、さすがに的を射ています。インラインを引く部分にはマイボーム腺が並んでいます。

マイボーム腺とは、まつげの生え際にずらりと並んでいる皮脂腺です。マイボーム腺は、平均して上まぶたにはおよそ50本、下まぶたにはおよそ25本あるといわれ、ここから特殊な油分を分泌して目の水分（涙）が蒸発するのを防いでいます。

ところが、「インライン」のメイクでここにアイラインを引いてしまうと、この大事なマイボーム腺を塞いでしまうことになります。その結果、皮脂の分泌が少なくなり、目が乾きやすくなったり、充血しやすくなったりします。

もっと悪いケースでは、マイボーム腺の分泌管の中で油分が固まって詰まる、「マイボーム腺梗塞」を起こします。こうなると目のかゆみやドライアイ、ものもらい（麦粒腫）の原因にもなります。

Aさんの予想どおり、インラインは目にとっては大きな負担となりますので、眼科医としてはやはり避けていただきたいと思います。アイラインを引くときは、まつげの上側（下まぶたは下側）の皮膚に描くようにしてください。

Aさんにもそのことを伝えると「おしゃれ好き、メイク好きの女性のなかでは、美しくなるには多少の犠牲も必要という意見もありますが、感覚器官である目はやっぱり大切にしないといけませんね」との感想でした。皆さんも気を付けてくださいね。

◆コンタクトレンズの付け外しとメイクの順番は？

もう一つメイクと目の健康ということで知っていただきたいことは、コンタクトレンズの取り扱いです。

若い頃から近視がある人では、コンタクトレンズを常用している人も多いと思います。最近は老眼が始まった世代向けに、遠近両用コンタクトレンズも出ていますし、１日単位や数週間単位の使い捨てコンタクトレンズも種類が増えており、若い世代から中高年まで幅広い世代の人が使用しています。

Ａさんの話にもあるように、最近は「目ヂカラ」を強調するためにしっかりとしたアイメイクが流行っています。そうしたなかで、コンタクトレンズのトラブルも増加傾向にあります。

トラブルの一つ目は、化粧品によってコンタクトレンズが汚れてしまい、レンズの曇りや見えにくさにつながることです。

アイメイクの際に、レンズにマスカラなどが付いてしまう場合もありますが、意外に多いのが、日焼け止めやハンドクリーム、リキッドファンデーションなど、油分を含む化粧品による汚れです。クリームなどを触った手でコンタクトレンズに触れると、油分が付いて取れにくくなり、レンズの曇りの原因になります。

コンタクトレンズを使用する人がメイクをするときは、石けんでよく手を洗ってからコンタクトレンズを装着し、そのあとにメイクを始めるといいでしょう。

・コンタクトレンズを付けるとき

石けんで手を洗う↓コンタクトレンズを装着↓メイク

反対に、メイクを落とすときは、コンタクトレンズを外してからメイクを落とします。マスカラのリムーバーやクレンジング剤が目に入ると、コンタクトレンズの汚染になりますし、レンズの種類によってはクレンジング剤（オイル）でレンズが変形するとの報告もあります。

・コンタクトレンズを外すとき

コンタクトレンズを外す↓メイク落とし

コンタクトレンズのトラブルの二つ目は、コンタクトレンズの汚れによって、目に悪影響が及ぶことです。

1日使用したコンタクトレンズを外したあとは、洗浄（こすり洗い）・消毒などのレンズのお手入れも忘れずにしてください。最近のコンタクトレンズ洗浄液には「洗浄液に浸けるだけ」など、手軽さを強調したものも増えていますが、1日使用したレンズには目の分泌物や空気中の微粒子などのさまざまな汚れが付いています。こうした物理的な汚れは浸け置きだけではなかなか取れません。お洋服の汚れも、浸け置きだけではすべて落とすことは難しいですよね。浸け置きのほかにこすり洗いもしっかり行い、レンズを清潔に保ちましょう。

こうしたお手入れが不十分だと、コンタクトレンズの汚れがさらなる汚れを呼び、やがて目そのものにも悪影響が及びます。

例えば、コンタクトレンズのお手入れ不良でよく起こるのが、巨大乳頭性結膜炎です。まぶたの内側の結膜にブツブツができ、目のかゆみや目やにが増大するアレルギー性の疾患です。またレンズの汚れが原因で角膜（黒目の部分）の表面がはがれたようになる角膜上皮びらん、角膜に炎症や傷がつく角膜浸潤、角膜潰瘍などもあります。どちらも重症になると激しい目の痛みや充血が起こり、視力が落ちてしまう場合もあります。

いくらメイクで目の外側を飾っても、コンタクトレンズの汚れで目が傷ついたり、充血したりしていると、せっかくのあなたの魅力も半減してしまいます。コンタクトレンズは視力を矯正する「医療機器」ですから、「たかが汚れ」と油断せず、正しい使い方を徹底してほしいと思います。

なお、マスカラなどがコンタクトレンズに付着し通常の洗浄では取れないときは、レンズを処方してもらった眼科で相談をしてみてください。

［第2章］

なんだか見えにくい……
視界がもやもやもやする……
光がまぶしく感じるようになった……
避けては通れない
「白内障」はどうして起きるのか？

大人の視力低下で最も多いのが白内障

私たちの視力は、年齢とともに変化します。

生まれたばかりの赤ちゃんは、まだほとんど目が見えていません。明るい・暗いの判断が付くか、ぼんやりと感じる程度です。

生後1カ月もすると、ごく近い距離が見えるようになってきて、3～4カ月になるとお母さんの顔がはっきり見えるようになります。だからこの頃の赤ちゃんは、お母さんやお世話をしてくれる人の顔を見てにっこりと笑ったりしますね。

そして、生後6カ月から3歳頃の間に、子どもの視力は急成長します。だんだんと遠くのものと近くのものが区別できるようになり、視野も少しずつ広がっていきます。そして6～7歳になると、だいたい大人と同じくらいの視力（視力1・0～1・2）をもつ子が多くなります。

10代になると、近視になる子どもが増えてきます。最近ではゲームやスマートフォンを使用する時間が長くなっていますから、以前に比べると近視の割合は高くなっています。

10代のおよそ４人に１人が、眼鏡やコンタクトレンズで視力矯正をしているといわれています。そのあと、20～25歳ぐらいになると近視が進むことは少なくなり、視力は安定した状態になります。

特に日本のように清潔な生活環境で医療制度が整っている国では、大人になってから視力が大きく変わることはあまりないと考えていいでしょう。


それでは、日本人の大人になってからの視力低下の原因でいちばん多いのは、なんだと思いますか？　正解は、白内障です。

意外に思った人もいるかもしれません。よくいわれる日本人の失明の原因で最も多いのは「白」ではなく「緑」のほうの、緑内障ですね。

ですが、視力低下の原因でいちばん多いのは白内障なのです。白内障はそれだけ多くの人が経験する目の病気だということです。

近年では、１年あたり１５０万件以上の白内障手術が行われています。人間の目は二つありますから、１人が２回手術すると考えると、年間約75万人が白内障手術を受けている計算になります。私のクリニックがある神戸市が、ちょうど150万人都市ですから、神戸の人口の半分にあたる人が手術を受けているというのは、なかなかすごいことです。

では、このような白内障はどうして起こるのでしょうか。

私たちの目の仕組みとは

白内障になるメカニズムを説明する前に、私たちの目についての仕組みも、少し勉強しておきましょう。

私たち人間の目は、丸い形をしています。直径は2・5㎝くらいです。

トルコに詳しい方はご存じだと思いますが、トルコにはナザールボンジュウという目玉の形をしたお守りがあります。青いガラスに黒、水色、白で同心円が描かれていて、魔除けや、願いが叶うといった意味があるそうです。

私もトルコでナザールボンジュウのビー玉をもらったことがありますが、ちょうどそれが本物の目玉と同じ直径2・5㎝でした。

［図表2］ものが見える仕組み

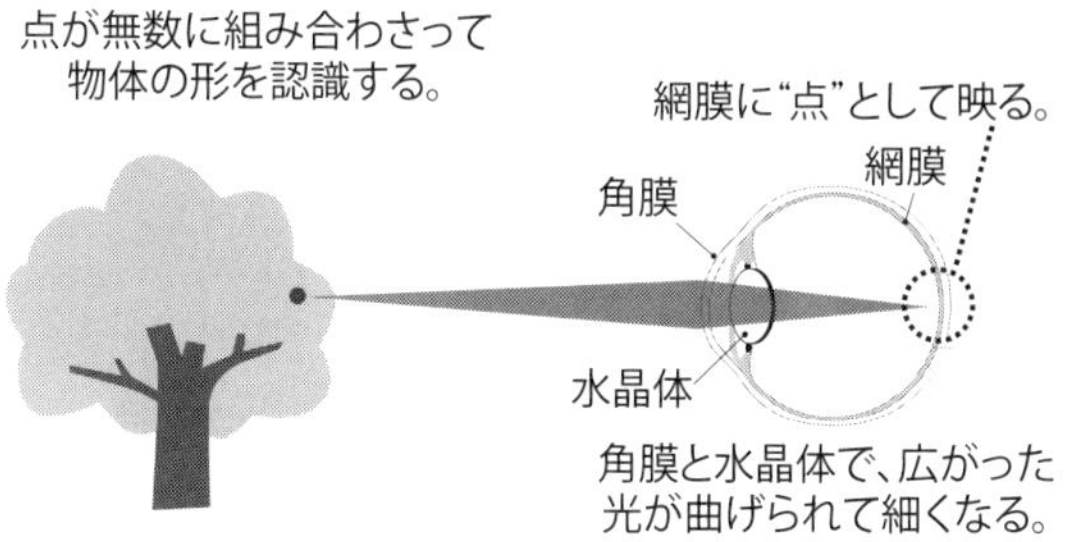

出典：眼科先進医療研究会『最新鋭　白内障手術』（リンケージワークス）

そこで、クリニックの白内障手術の説明会でも参加者の皆さんにこのビー玉を渡して、「これが皆さんの眼球とちょうど同じくらいの大きさです」とお話ししています。実際のサイズを見ると、眼球は意外に大きいことが分かります。

さて本物の目の話に戻りましょう。目には黒目があり、この部分のことを「角膜」といいます。

そして角膜の奥をよく見てもらうと、茶色い部分が見えます。黒目の真ん中の周りの茶色いところですが、これを「虹彩」といいます。虹彩はカメラでいえば、絞りに当たります。明るいところではきゅっと縮み、暗いところでは開いて、目の底に届く光の量を調節しています。

虹彩の奥には「水晶体」があります。水晶体は、カメラのレンズと同じように、目に入ってきた光を集めて焦点（ピント）を合わせる働きがあります。

そして、水晶体を通って入ってきた光は目の底に広がる「網膜」というところに届きます。網膜は光を感じる膜で、カメラでいえばフィルムに相当します。そしてここで感じた光の信号は目の神経を通って脳へと届けられます。

このような仕組みで、私たちは目でものを見ています。

特に、外から入ってきた光が角膜や水晶体を経て網膜の上で焦点を結び、この信号が目の神経を通って脳に届いたとき、初めて私たちは「ものがはっきり見える」という状態になります（図表2）。

目の中のレンズ（水晶体）が濁るのが白内障

この「ものがはっきり見える」というプロセスのどこかに異常が起こると、ものが見えにくくなったり、視力が低下したりします。

視力の異常で最も多いのは近視です。近視の人が遠くを見るときには、目に入った光が強く曲がり、網膜より手前で焦点を結んでしまいます。そのため、網膜に到達する光は〝ピンボケ〟状態になり、遠くがぼんやりとしか見えません。

遠視の人はその反対で、近くを見るときに網膜よりも後ろに焦点がきてしまうことで、近くがぼやけて見える状態になります。

ほかにも、網膜の異常で視力が下がる病気は多くあります。

糖尿病の人は聞いたことがあるかもしれませんが、糖尿病網膜症もその一つです。糖尿病によって目の血管が弱くなり、目の奥で出血することがある病気です。ひどくなると網膜剥離を起こし、視力が下がってしまいます。

黄斑変性症も、最近はテレビなどでよく聞くようになっていますね。これは網膜の中でも、いちばん大事な黄斑という部分に異常が起こるもので、視力が低下したり、ものがゆがんで見えたり、視野の中心が欠けたりするようになります。

気を付けたい目の病気は70ページでも説明しますが、急にみるみる視力が悪くなったとか、ものの見え方がおかしいと気づいたときは、早めに眼科で相談してみてください。

さて、白内障のことに話を戻しましょう。

「ものが見える」というプロセスのなかで、レンズに当たる水晶体が濁ることによって網膜に届く光が擦りガラスを通したようになり、見えにくくなるのが白内障です。

レンズが濁るというと、眼鏡やカメラの硬いレンズの表面が傷ついて曇るようなイメージをもつ人もいるかもしれませんが、それとは少し違います。レンズ（水晶体）そのものの性質が変わってしまうのが、白内障の特徴です。

水晶体が変化してくると「老眼」&「白内障」に

水晶体は目のレンズと先ほど言ったとおり、実際に虫眼鏡のレンズのような形をしています。水晶体の直径は9㎜程度で、1円玉の半分くらいの大きさです。

水晶体の構造は、透明な薄い袋と透明な中身の二層になっています。透明な薄い袋はたくさんの細い糸のようなもので周りの筋肉（毛様体筋）とつながっていて、目の中で水晶体の中身を支える役割を担っています。

水晶体の中身のほうは、もともとは透明でとても柔らかく、弾力性のある組織です。な

［図表3］目の機能低下が現れやすい部位

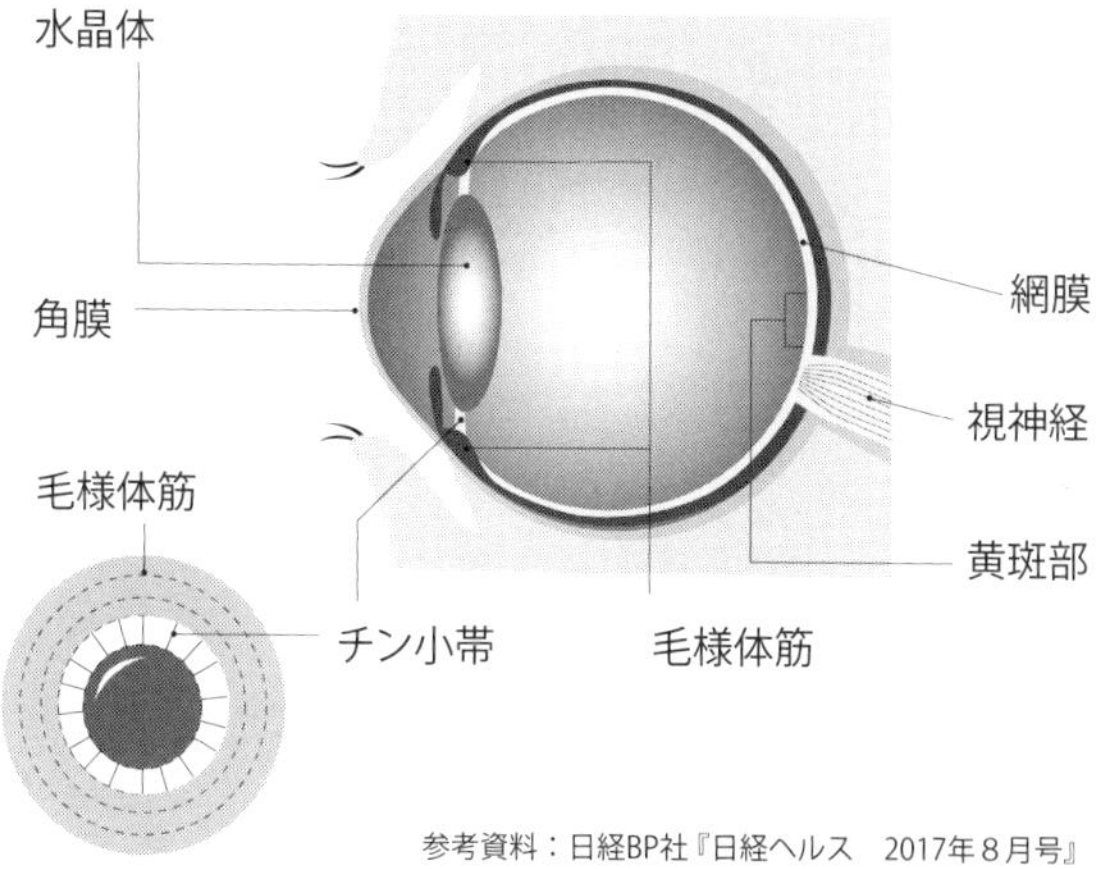

参考資料：日経BP社『日経ヘルス　2017年８月号』

ぜ弾力性があるかといえば、見たい距離に合わせて水晶体の厚みを変え、ピント調整をするからです。

近くを見るときは水晶体を囲んでいる毛様体筋がギュッと縮んで、水晶体を膨らませ、近い距離にピントを合わせます。反対に、遠くを見るときは毛様体筋が緩み、水晶体は薄くなって、遠くのものにピントが合うようになります。

若い人の目は毛様体筋もよく動きますし、水晶体も透明で、水のように柔軟なため、自在に厚みが変わります。だから遠くでも近くでも、見たいところにパッとピントが合うのです。

ところが、年を取ってくると、若い頃と同じようにはいかなくなります。まず毛様体筋が疲れて動きが悪くなります。近くを見たくても毛様体筋が十分に縮まず、近くにピントが合いにくくなります。これが初期の老眼です。

早い人では30代後半、遅い人でも40代半ば頃までには、こうした変化を自覚するようになります。

さらに水晶体の中身も年とともに変化します。水分が少なくなり、次第に弾力性が失われて硬くなっていくのです。若い人の水晶体が水だとしたら、ゼリーや寒天のような感じになっていきます。そうなると、ますますピント調節の働きが低下し、老眼が進行していきます。

そして水晶体の変化が進んで、透明だった中身に白っぽい濁りが出てくると、いよいよ白内障の症状が表れてきたことになります。

先ほどから、水晶体を透明な薄い袋に水が入っている状態に例えていますが、それをそのまま一晩冷凍庫に入れておくとどうなると思いますか？　翌朝、冷凍庫を開けて袋を取り出すと、袋の中の水はカチカチに凍っていますね。

袋は透明なままだけれど、中身がカチカチになっている。これが白内障の状態です。また、水が凍ると白っぽく濁ります。この濁りによって、ものがはっきりと見えなくなるのが白内障です。

個人差もありますが、平均年齢でいえば、早い人では40代から、多くは60代、70代頃から目の変化や見えにくさを実感する人が多くなります。

つまり、年とともにレンズの働きをしている水晶体がだんだん変化することで、老眼や白内障が起きてくるのです。

こんな見え方は、白内障が進んできたサイン

白内障は多くの場合、10~20年という時間をかけてゆっくりと進行していきます。

眼科医が検査をして、濁りが分かる程度の初期の白内障であれば、ほとんど自覚症状はありません。

けれども、次のような見え方が気になるようであれば、白内障が進んできている可能性があります。

【白内障特有の見え方】

■視力の低下……水晶体の濁りによって光が鮮明に網膜に届かなくなり、視力が落ちます。
・前は見えていた時計、テレビ、看板などが見えなくなった。
・持っていた眼鏡が合わなくなり、何度も作り変えている。
・老眼鏡をかけてもよく見えない。

■目のかすみ……水晶体が濁って、視野全体に霧がかかったような見え方になります。
・目に入る景色が全体的に白っぽくかすんで見える。
・新聞などの細かい文字がかすんで見えづらい。目がしょぼしょぼする。

■まぶしさ……濁った部分に光が当たって乱反射が起き、異常なまぶしさを感じます。
・強い日差しや照明がまぶしく感じる。目がくらむ。

・夜間の運転で対向車のライトがまぶしく感じる。

■乱視……濁りによって光の曲がり方が変わり、ものが二重三重にダブって見えます。

・階段の段差などが重なったように見える。
・道路のセンターラインが2本あるように見える。

■明るさ、色の変化……白内障が進むと、水晶体が光を通しにくくなるほか、水晶体自体が黄色みを帯びてきて、微妙な色の区別が付きにくくなります。

・視野が暗く感じる。照明を点けないとよく見えない。
・色を見間違える。人と色の見え方が違う。

先ほども言ったように、白内障はゆっくりと進行していくので、徐々に見えづらくなっている状態に慣れてしまい、自分ではなかなか気づかないこともあります。でも、本や新聞を読むのがつらい、パソコンがかすんで見えづらい、アイラインや細かいメイクがうまくできなくなった、信号や道路標識が識別しづらくなった、車の運転でまぶしさを感じるなど、生活をしていて「不便だな」「困ったな」と思うことが増えているのであれば、早めに眼科で相談をしてください。

原因のほとんどは加齢によるもの

これまで説明してきたように、白内障の原因の多くは「加齢」によるものです。年齢が高くなるほど、白内障になる人の割合も高くなります。初期の白内障でいうと、60代で７～８割、70代で８～９割、80代では10割、１００％の人が白内障になるといわれています。つまり、年齢が上がるとほぼ全員が白内障になるということです。

進行白内障でいうと、60代で３割、70代で５～６割、80代では７～８割という感じになります。

本書の冒頭でも述べたように、人生１００年時代には60代、70代はまだまだ若手です。ですから私もあまり加齢という言葉は使いたくないのですが、年齢とともに少しずつ変化するのは生きものとしての自然な現象です。

医学の世界では、将来的には遺伝子治療によって白内障が治療できるようになるという話もあります。

もしかすると100年後には遺伝子治療が普及していて、白内障という病気がこの世からなくなっているかもしれませんが、残念ながら現代を生きる私たちにとっては「年を取れば誰もが白内障になる」というのが常識になっているのです。

ただし、加齢のほかにも、白内障の原因になるものがいくつかあります。目のけが（外傷）、糖尿病やアトピー性皮膚炎などの全身の病気、目の病気、薬の副作用などがそうです。

それぞれ次に簡単に説明しておきますが、当てはまる人は白内障を発症したり、進行するのが早くなったりする可能性があります。「まだ若いから大丈夫」と油断せず、定期的に眼科で検査を受けることをおすすめします。

・**外傷性白内障**

年齢的なものではなく、目にボールなどがぶつかった、目を強く打撲した、目をけがしたといったときに、水晶体に傷がつき、白内障を発症することがあります。

・**全身的な病気に伴う白内障**

糖尿病により血糖値が高い状態が続くと、水晶体にソルビトールという糖の一種がたまり、糖尿病性白内障を発症することがあります。またアトピー性皮膚炎の人も、白内障を発症しやすいことが分かっており、かゆみで目の周りをこする刺激が影響するともいわれています。このほか、代謝異常に伴う白内障などもあります。

・**目の病気に伴う白内障**

ぶどう膜炎は、ぶどう膜という目を包む膜に炎症が起こる病気ですが、このぶどう膜炎によって併発白内障が起こることがあります。このほか、緑内障や網膜色素変性症などの目の病気でも、白内障を併発することがあります。

・薬剤、放射線による白内障

薬の副作用や、放射線被ばくによっても白内障を発症することがあります。薬では、アトピー性皮膚炎やアレルギーなどの治療に使用するステロイド薬が有名です。そのほか痛風の治療薬、向精神薬の一部も白内障を進行させるという報告があります。

水晶体の濁りの位置によっても、症状は異なる

白内障は水晶体の濁り方（濁る位置）によって、大きく四つのタイプに分けられます。同じ「目が見えにくい」という症状でも、濁りのある位置や進行の仕方によって少しずつ見え方が異なります。ひとくちに白内障といっても、人によってタイプが異なるんだな、と知っておいていただければと思います。

まず加齢による白内障で多いのは、核白内障と皮質白内障の二つです。

核白内障とは水晶体の中身全体が濁り、中心から硬くなるタイプです。視野全体にもや

がかかったように見えるほか、色が正しく見えないといった症状が特徴です。

二つ目の皮質白内障は、水晶体の端のほうから放射線状に濁りが入ってくるものです。

この皮質白内障があると濁りの部分で光の屈折が変わり、ものがダブって見える、光が乱反射してまぶしさを強く感じるなどの症状が起こり、車の運転で困ることが多いのもこのタイプです。

三つ目、アトピー性皮膚炎や糖尿病の人に多い後嚢《こうのう》下《か》白内障というタイプです。

これは水晶体の後ろ側に、擦りガラスのような濁りが出てくるものです。視界がぼんやりするようになりますが、問題はそのスピードです。数カ月など、短期間のうちに視力低下が進むことがあるので、治療を急がなければならない場合もあります。

最後の四つ目は、若年性白内障です。

30〜40代に多い白内障で、水晶体の中心部に星形のような濁りが生じます。明るい日差しのなかに急に出ると、視界が真っ白になって見えなくなるというのが特徴です。生活上で不便が多いときは、やはり手術による治療を行います（図表４）。

［図表４］濁る位置と症状の違い

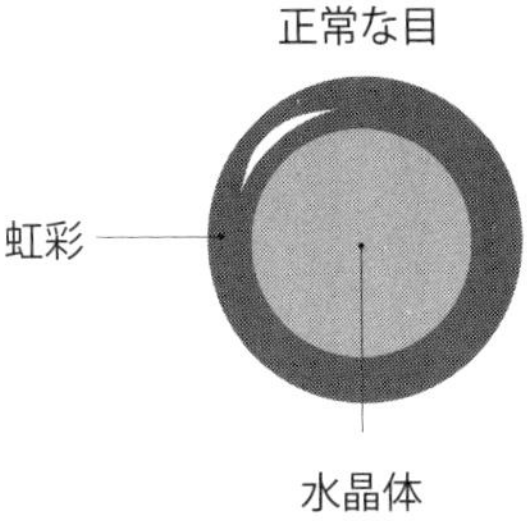

核白内障	皮質白内障	後嚢《こうのう》下《か》白内障	若年性白内障
中心部から硬くなる	端から濁る	後ろ側が擦りガラス状に濁る	中心部が星形に濁る
全体がかすみがかかったようになる。色が正しく見えにくくなる。	ものがダブって見える。夜に対向車のライトがまぶしい。	擦りガラスを通したように、ぼんやりと見える。急に視力が低下。	明るいところに出ると、真っ白になって見えなくなる。暗いところのほうが見やすい。

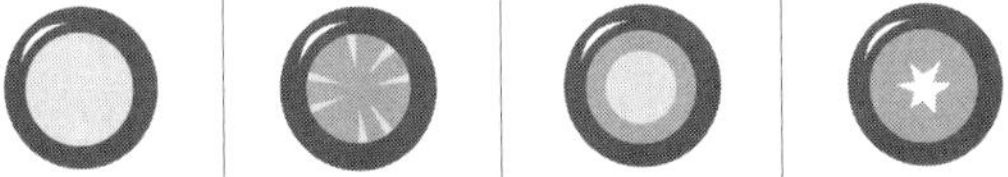

参考資料：日経BP社『日経ヘルス　2017年８月号』

喫煙や過度の飲酒、紫外線なども要注意

先ほど、白内障の原因のほとんどは加齢だ、とお話ししました。けれども、皆さんもお気づきだと思いますが、同じくらいの年代でも白内障が進んでいる人とそうでない人がいますね。

年を取れば誰もがなるとしても、できるものならなるべく発症や進行を遅らせたい、と思うのではないでしょうか。患者さんたちからも「白内障が進まないように、何かできることはないですか?」と聞かれることがよくあります。

白内障の発症・進行には個人差があります。その理由のすべてが医学的に分かっているわけではないのですが、白内障になりやすい要因として知られているものもあります。

例えば、たばこです。たばこは細い血管を収縮させて、血の巡りを悪くします。細い血管が多く集まっている目にとっても、やはりたばこは良くありません。目のためを考えるなら禁煙、卒煙をしたほうが良いと思います。

また糖尿病になると、白内障が発症・進行しやすくなります。そういう意味では、糖尿

病につながるような偏った食生活や過度の飲酒、運動不足なども、できれば避けたほうがいいでしょう。

健康をテーマにしたテレビ番組などでよく聞くことではありますが、栄養バランスの取れた食事をする、適度な運動をする、十分に睡眠を取るといった、当たり前のことが目の健康にもプラスになります。

目のために気を付けておきたいものには太陽の光、「紫外線」もあります。

紫外線は肌にシミやシワをつくる原因になるため、特に女性はケアに気を付けているという人も多いと思います。この紫外線は肌だけでなく、目の水晶体も傷つけることが分かっています。

紫外線の強い季節は、ツバの広い帽子やサンバイザーをかぶる、ＵＶカットのサングラスをかけるなどして、目を保護するといいでしょう。すでに白内障を発症している人においては、視界が暗くなる濃い色のものより、明るさを保つことができる薄い色のサングラスを選ぶほうが安心です。

このほか、性別でいえば、男性よりも女性のほうが白内障は早く進みやすいといわれています。理由はよく分かっていませんが、女性ホルモンが関係するともいわれています。

また強度の近視がある人も、白内障になりやすいことが知られています。

このような傾向を知っておき、何か気になることがあれば眼科で相談をするようにすれば、それも目を守ることにつながります。

ブルーベリーやサプリメント、効果はある？

最近では、テレビや雑誌、インターネットの情報などを見ていると「老眼による見えにくさ」や「目のかすみ」などに効くというサプリメントがたくさん紹介されていますね。

先日も新聞の折り込みチラシを見ていたら、「白内障で手術が必要だと医師に言われたけれど、このサプリメントに出会い飲んでいたら、すっきりと視界が明るくなった……」。そんな70代女性の体験談が載っていました。

そうした情報を見聞きすると、自分も試してみたいと思うものです。

患者さんのなかにも「ブルーベリーが目に良いと聞いて、たくさん食べるように心掛けている」とか、「目に効くというサプリメントを飲んでみたい」と話す人もいます。

そういうときに私は、だいたいこんなふうに話をします。

「ブルーベリーやサプリメントは、薬ではなく食品です。食品だから、適量を守って摂るぶんにはだめとは言いません。けれども医学的な効果は分からないし、少なくとも白内障を治療することはできません。費用と効果をよく考えて、ほどほどにしておいてくださいね」と。

実は、最近は眼科の治療でサプリメントを使うケースも出てきています。

例えば、ルテインというサプリメントを聞いたことがあるでしょうか。このルテインは、加齢黄斑変性症の予防・改善に有効なことが、科学的にも確かめられています。

ルテインは緑黄色野菜に含まれる黄色い色素成分で、網膜の黄斑にも多く含まれています。ルテインが加齢によって減少すると黄斑が弱くなるため、病院によっては、加齢黄斑変性症の治療にルテインのサプリメントを出すところもあるようです。

また、サケやエビなどに多い赤い色素・アスタキサンチンが眼精疲労を改善するという研究もありますし、血液をサラサラにするＤＨＡや抗酸化ビタミン類が目の健康増進に役立つとの報告もあります。

ただし、白内障に関していえば、何か特定の栄養成分が白内障の発症・進行を予防すると科学的に証明されたものは今のところありません。

特定の食品やサプリメントに頼るより、いろいろな食品をバランス良く食べて、健康な身体でいることを心掛けるほうが目にも良いと私は考えています。

「目薬」は白内障の進行を抑えるだけ

それでは、目の健康にも気を付けていたけれど、最近やっぱり見えにくい……、白内障が進んできたみたい……。そういうときはどうすればいいのでしょうか。

眼科で検査をして白内障の初期と分かり、ほかに心配な症状などがない場合は、だいたい目薬が処方されて経過観察になります。読者の皆さんにも「眼科でもらった目薬を差しています」という人も少なくないと思います。

このとき眼科でよく出されるのは、ピレノキシン点眼薬です。商品名でカタリンK、カリーユニといったほうが皆さんには聞きなじみがあるかもしれません。

これらピレノキシン点眼薬には、水晶体のタンパク質が変質するのを抑える働きがあり、白内障の進行を遅らせる作用があります。

もう一つ、グルタチオン点眼薬というのもあります。医療品名では、タチオンといいます。グルタチオンは、もともと水晶体や角膜に多く含まれている成分で、水晶体の濁りを抑え、透明性を保つ働きがあります。白内障になるとグルタチオンが減ってくるので、目薬で補うことで白内障の進行を抑えます。

ただ、皆さんに知っておいていただきたいことがあります。それは、こうした目薬で水晶体の濁りが取れるわけではないということです。

時々、「白内障の目薬をずっと差しているのに、ちっとも目が見えるようにならない」とこぼす人がいますが、それはもっともなことです。

目薬に期待できるのは白内障が進むのを抑える、進行を緩やかにするということだけです。長い間目薬を使い続けていても、少しずつですが白内障は進行していきます。そして、だんだんと見えづらくなっていくのです。

もちろん、目薬だけで特に困ることがないうちは様子を見ても構いませんが、「生活で不便なことや困ることが増えている」「もっとよく見えるようになりたい」という場合は、白内障の手術を考えてほしいと思います。

白内障を「治せる」のは手術だけ

今の医療では、目のレンズである水晶体の濁りを取る、つまり白内障を根本的に「治す」ことができるのは、白内障手術だけです。

白内障手術では何をするかというと、濁ってしまった水晶体を取り除き、代わりに人工の眼内レンズを入れます。こうすることで濁りがなくなり、光が目の奥までよく通るようになって視界が明るくなります。

さらに眼内レンズの焦点を調整することで、見たい距離がはっきりとクリアに見えるようになります。

目の手術というと、「ちょっと怖い」と思うかもしれませんが、心配はいりません。

先にも述べましたが、今は傷口がとても小さく、患者さんにも負担の少ない手術法が確立されています。手術時間もごく短く、私のクリニックでは年間におよそ800件の白内障手術を行っていますが、すべて日帰り手術です。

患者さんたちからは、「白内障手術をすればいいのは分かっているけれど、いつすればいいんですか？」と聞かれることがよくあります。

白内障といっても、症状や進行度は一人ひとり違います。その人の生活環境も異なりますし、目を治してどういう生活を送りたいのかという治療の目的も人それぞれです。

ですから、「この時期に手術しましょう」と決まった基準を示すのは、うまい方法とはいえません。

医療技術というのは、本当に日進月歩です。手術をするタイミングがあとになればなるほど、新しい手術機器やより優れた眼内レンズが出てくる可能性があります。

けれども、手術を先送りにしている間、「見えにくい」せいで不便なことが増え、生活の質が下がった状態が続いてしまいます。見えないために段差で転ぶなど、リスクもついて回ります。

また、高齢になればなるほど、水晶体がカチカチに硬くなっていたり、目の組織が弱くなったりして、白内障手術の難易度が上がってしまうこともあります。

眼科医と相談するとともに、患者さん自身にもよく考えていただき、「自分にとっての最適な手術時期」を判断してほしいと思います。

白内障以外で注意したい目の病気

この章の最後に、白内障以外の注意しておくとよい目の病気を解説しておきます。見えにくくなって「年齢的に白内障かな？」と思っていたら、別の病気だったというケースは決して珍しいことではありません。

また中高年になると、白内障とともに別の目の病気を併発していることもあります。なかには、発見が遅れたり重症化したりすると、視力を失う病気もありますから、気になる症状があったときは眼科を受診してください。

・緑内障

目の奥にある視神経が傷ついて、視野が欠けてくる病気です。なんらかの理由で眼圧が高くなって起こるタイプと、眼圧が低いまま視野が欠けるタイプがあります。通常は進行がゆっくりで、目薬でコントロールできることが多くなっています。まれに急激に眼圧が高まる急性緑内障発作が起こると、短期間に視力を失うこともあります。

・糖尿病網膜症

糖尿病により、網膜や網膜の細い血管が傷ついて視力が低下する病気です。糖尿病の代表的な合併症の一つで、糖尿病患者のおよそ4割に見られるといいます。初期には自覚症状がありませんが、進んでくると目のかすみや飛蚊症（虫や糸くずのような影が見える）が起こります。網膜で大量出血が起こると、急激に視力が低下します。

・黄斑変性症（加齢黄斑変性）

網膜のなかでも重要な「黄斑」に不具合が起こることで、ものが見えにくくなります。初期には視野の中心部が見えにくい、ものがゆがんで見えるなどの症状が起こります。進行すると中心部が真っ黒になり、見えなくなります。早期に気づいて治療を始めることが重要です。

・網膜色素変性症

網膜にある視細胞が傷つくことで、見えにくくなる病気です。初期には暗いところで見えにくい（夜盲）、周辺部分から視野が狭まるなどの症状が起こり、次第に色覚異常や視力低下が進みます。一部に遺伝が関係するものもあり、難病指定されています。

［第3章］

「白内障」を根治できるのは手術のみ受ける前に知っておきたい白内障手術の流れ

PART1〈「白内障手術」について知ろう〉

白内障手術ではどんなことをする？

この章では、いよいよ白内障手術についてお話ししていきます。

白内障の患者さんのなかには、目のかすみや見えにくさは治したいけれど、「手術」というとちょっと心配、抵抗がある……。そういう人もいらっしゃると思います。

今の白内障手術はごく小さな傷で済みますが、手術である以上、身体に傷がつくのは確かです。さらに敏感な「目」となるとますます怖いと思われる気持ちはよく分かります。

だからこそ、安心して手術を受けていただくために、患者さんには手術のことを正しく知っておいてもらう必要があります。

とはいっても、それほど難しいことではありません。白内障手術ではどんなことをするのか、どういうことに気を付ければいいのか。それさえ知っていただければ、抵抗感や恐怖感が和らぎ、落ち着いて手術を受けることができます。

まず、白内障手術ではどんなことをするのか、できるだけ分かりやすく説明していきます。

これまでにも、白内障手術では濁ってしまった水晶体を取り除き、代わりに人工の眼内レンズを入れるという話をしてきましたが、ここではもう少し詳しく説明していきます。

そのためには水晶体の構造を思い出していただく必要があります。前章でも説明しましたが、水晶体は二層構造になっています。透明な薄い袋と、透明な中身の二層です。白内障になった場合、袋は透明なままですが、中身だけが白っぽく濁ります。そこで透明な袋を残した状態で、濁った中身だけを取り出し、眼内レンズと入れ替える。それが白内障の手術です。

もっと具体的にいうと、中身を取り出すために、黒目の端の一部に小さな入口を作り、そこから器具を入れて袋の一部を開きます。そして特殊な機械を使って水晶体の中身に超音波を当てて砕き吸い出します。

超音波は皆さんも聞いたことがあると思います。眼鏡などを洗う超音波洗浄機や、肌を

［図表5］白内障手術の模式図

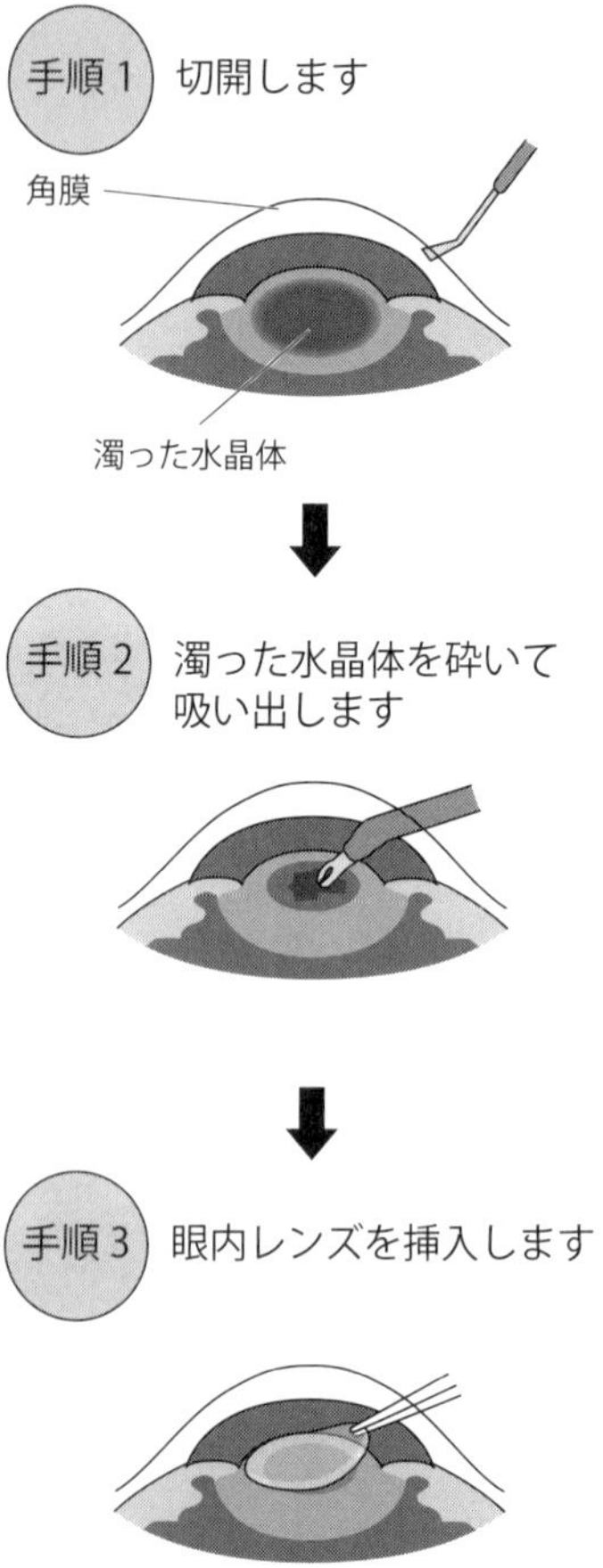

出典：松原眼科クリニック「白内障ガイダンス」

お手入れする超音波美顔器、超音波加湿器などもありますが、それらよりもっと性能の高い機械を使って、水晶体の中身をきれいに吸い出します。ですから手術の正式な名称は「超音波乳化吸引術」といいます。

水晶体の中身を包んでいる袋はとても薄く、厚みはおよそ１００分の１㎜です。ちょっとイメージが湧かないかもしれませんが、いわば食品保存で使うラップのようなものです。そんな薄い膜を残して中身だけをきれいに吸い出すには高い技術が必要であるため、ここが執刀医の腕の見せどころでもあります。

そうして残った透明な袋に、眼内レンズをスッと入れて正しい位置に固定すれば、無事に手術は完了となります（図表５）。

水晶体の代わりに、眼内レンズを入れる

次に、眼内レンズについて説明しましょう。

眼内レンズは、柔らかいアクリル樹脂などでできたレンズです。丸いレンズ部分の直径は約６㎜、端から端までが約１㎝で、２本の脚が付いています。

薄い黄色がかっていますが、透明でキラキラしています。これを目の中に入れると目がキラッとするので、女性の患者さんにはとても喜ばれます。

時々、「手術が終わったあとに運動したら、レンズがずれませんか？」と心配される人がいますが、安心してください。この２本の脚によって、透明な薄い袋の中でしっかり固定されますから、運動をしてもレンズがずれることはないのです。

ただ、顔を殴られたり、目の周りを強くぶつけたりすることがあれば、ずれる可能性もないわけではありません。それでも普通の生活をしているぶんには、まず心配ありません。

先ほど、眼内レンズのサイズは端から端まで約１㎝と述べました。しかし、白内障手術で目にできる傷はほんの数ミリです。なぜだと思いますか？

それは、この眼内レンズは小さく折りたたむことができるからです。折りたたんだ状態で目の袋の中に入れ、そこで広げてセットする。この技術が開発されてから白内障手術は大きく進化しました。

今から20年ほど前までは、このような折りたためる眼内レンズがなく、レンズを入れるには目を大きく切開する必要がありました。傷が大きいということは、それだけ感染症な

［図表6］眼内レンズの種類

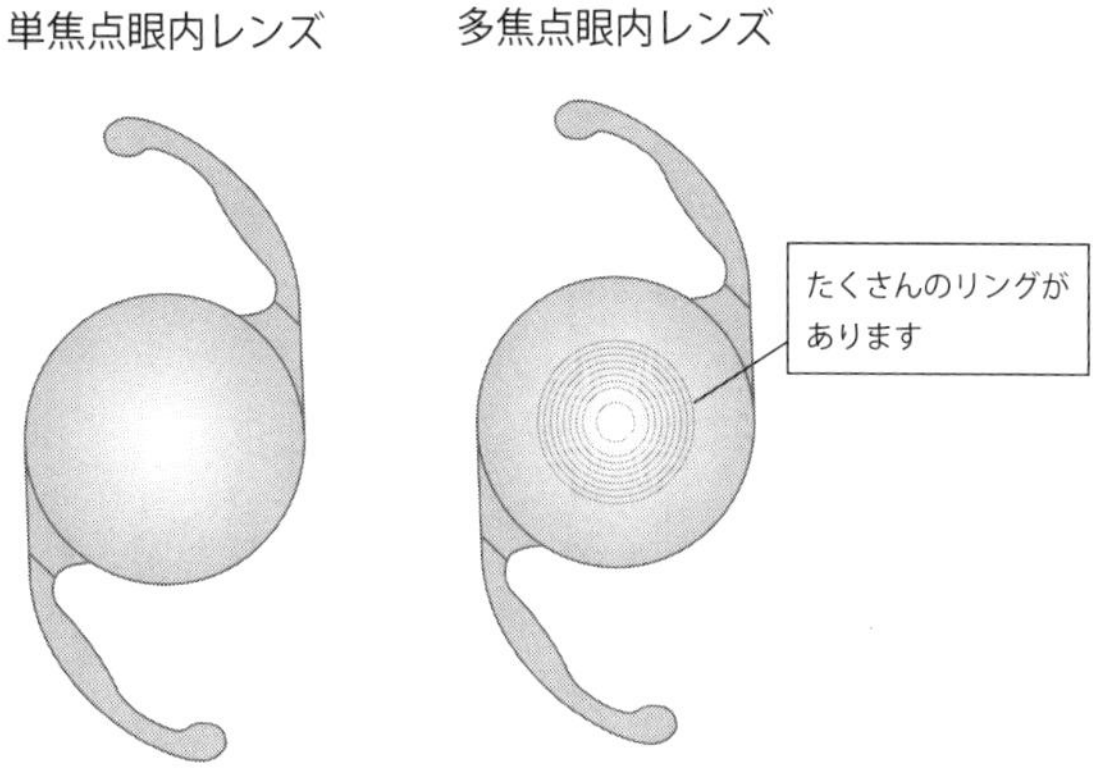

どの合併症のリスクが高くなりますし、手術による一時的なむくみなどの影響も大きくなります。現在と比べれば患者さんの負担も大きく、時間もかかるというのが、当時の白内障手術だったわけです。

しかし今は、柔らかく折りたためる眼内レンズの登場により、ごく小さい傷で済む、負担の軽い白内障手術が可能になっています。

また、眼内レンズはその性能も大きく進化しています。

現在の眼内レンズの種類は、大きく2種類に分けられます。ピント（焦点）が合うところが一つの「単焦点眼内レンズ」と、ピントが合うところが二つ以上の「多焦点眼内レンズ」です（図表6）。

眼内レンズの選び方によって、見え方はもちろん、眼鏡を使う頻度などの生活スタイルが変わってきます。次の第4章でも詳しく説明しますが、レンズの特徴をよく知り、自分の希望に合ったレンズ選びをすることが大切です。

専用の機械で、精巧な手術を行う

白内障手術は、とても細かいミクロの世界で行う手術です。執刀医がどんなに目が良くても肉眼ではとても見えませんから、専用の手術機器・検査機器を駆使して行います。当クリニックの例になりますが、手術機器・検査機器などについても少し触れておきます。こんな機械や環境で手術をするんだなと、知ってもらえればと思います。

先ほど説明した超音波を出して白内障手術をする最新の装置を使うと、白内障手術の傷をさらに小さくすることができます。一般的な白内障手術では黒目の端（角膜）を3㎜切る必要がありますが、この装置ではわずか1・8㎜の切開で手術ができます。ちなみに当クリニックでは2014年7月1日から、日本での第1号機としてこの装置を導入しています。

目に入れる眼内レンズの度数を決めるのにも、専用の検査機器を使います。当クリニックで使っているのはIOLマスターという装置です。

これは目の表面から目の奥の網膜までの距離（眼軸長）を正確に測定します。これを使うことで眼内レンズの度数を決めるときに、より精度の高い度数調整ができます。そのほかにも網膜の状態を調べる装置など、さまざまな機器があります。こうした多くの機器を活用することで、安全で精巧な白内障手術を行うことができます。

さらに手術室は、手術用の高性能空調システムにより、大学病院と同等レベルの清潔なクリーンルームになっています。また停電時にも手術を長時間行うことができるように、無停電電源装置も装備しています。「手術中にもしも停電が起きたら……」という心配はしなくていい、ということです。

正直にいうと、こうした手術機器や設備はとても高額です。1台で数千万円するものもありますし、当クリニックにある機器をすべて合計すれば、総額1億円を超えます。こうした機器をそろえるのもお金がかかりますから、あまり大きな声ではいえませんが、クリニックによっては、ちょっとグレードの下がる機器や中古の機器を使用しているところもあるようです。

しかし私は、最新の機器は必ず新品で購入することに決めています。新しい検査機器のほうが精度も高いため、眼内レンズの度数のずれが少なく、術後の見え方の満足度が高くなります。また車が新しい設備や機能が整っているほど安全であるのと同様に、手術機器も新しいものほど安全性が高くなります。何かあったときに安全装置が働いてサポートしてくれるため、医師も不安なく手術に集中することができます。

なにより自分が患者さんの立場であれば、中古のものを使うところより、最新機器がそろったクリニックで手術を受けたいと思います。

実際のところ、患者さんが病院の眼科などで使用している手術機器が最新かどうかを尋ねるのは難しいかもしれませんが、こうした設備や手術機器・検査機器にも、その病院の姿勢が表れていることはお伝えしておきます。

手術時間は、目の状態によっても変わる

さて、白内障手術の内容に話を戻しましょう。

今は小さい傷で済む、負担の少ない白内障手術ができるとお話ししました。それでは、白内障手術にかかる実際の時間はどれくらいだと思いますか？

10分とか20分くらい？　いえいえ、もっと短いです。私の場合、だいたい1回の手術で平均4～5分とお話ししています。短い人では3分かからずに終わることもあります。「カップラーメンができるより早い！」と驚いていた患者さんもいますが、これも経験と技術を磨いてきた結果といえます。

一方で、数は多くありませんが、手術に10分以上かかる患者さんもいないわけではありません。個人差がありますが、全体の平均としては4～5分というイメージです。

それでは、手術時間が短い人とそうでない人は、どこに違いがあるのでしょうか。理由は二つあります。

まず一つ目が、白内障の進行具合です。

これまでにも、水晶体は透明な薄い袋とその中身で構成されていて、中身が白く濁るのが白内障だと説明してきました。その水晶体の中身は、白内障が進行するほど硬くなります。白内障がそれほど進行していない人の中身は、例えていえば、豆腐みたいなものです。豆腐ですから、超音波を当てればすぐに砕けます。

しかし白内障が進んでいる人では、中身が石やコンクリートのようにカチカチに硬くなっているケースがあります。コンクリートがなかなか砕けないのと同じで、硬ければ硬いほど、それだけ手術に時間がかかってしまいます。

一般に白内障は、年齢とともに進行するため、手術時間も年齢に比例して長くなっていきます。私の経験で、70歳くらいを境に、それより上の人は時間がかかりやすく、それより若い人は早く終わる傾向がある、といえます。

そして、手術に時間がかかるもう一つの理由が、目の強さです。

皆さんの目の強さは一人ひとり違います。身体が丈夫かどうかや体力・筋力があるかないかというのは人それぞれで違いますよね。それと同じように皆さんの目も違います。

もっと具体的にいうと、目の強さとは水晶体の袋の強さのことです。袋に厚みがあって丈夫な人であれば、手術はチャチャッとすぐに終わります。少しくらい超音波の負荷をかけても袋が破れることはないからです。

しかし、袋が薄い人であれば事情は異なります。ちょっと負荷をかけたら袋がバリーンと破れてしまうかもしれないのです。そうなったら、手術の時間がすごく長くかかります。ですから、袋が強い・弱いによっても手術時間は変わってきます。

残念ながら、この袋が強いか、弱いかは、手術前には分からず、実際に手術をしてみなければ分かりません。手術をして目の中身を触って、初めて袋の状態が分かるのです。私のクリニックでは月に一人ぐらいですが、手術中に「これは難しいな」と分かる場合があります。そういうときは「ごめんなさいね、ちょっと時間がかかりますよ」と声を掛けながら手術をしています。

ただ、ほとんどの人はだいたい4分、5分で終わります。たとえ時間がかかっても、しっかりと丁寧な手術をするのが、私たち眼科医の役目でもあります。

麻酔をするから「痛み」はまったく感じない

次に、皆さんの心配で多いのが、「眼球を切る手術……。痛いんじゃないか」ということです。

私たちの目は、とても敏感な感覚器官です。目にちょっとほこりや砂が入っただけですごく痛いですし、涙も流れます。そんな目に手術をするなんて、考えただけでも痛そうですよね。ですが、白内障手術はちゃんと麻酔をするので、痛みは感じません。

白内障手術で使うのは目薬による麻酔（点眼麻酔）です。顔や身体は動かすことができますが、手術の痛みは確実に取り除くことができます。

実際に手術をした患者さんに聞くと、痛みはまったくないそうですが、器具で目を触られている感じは少し分かるということです。

それから、「手術が怖い」という声も多いです。

「手術のときに、今から自分の眼球を切るメスが見えると思うとすごく怖いんですけど……」

と心配する人もいます。もし本当にメスが目に刺さるのが見えたら……、それは確かに怖いです。

しかし、人間の目は白内障手術のメスが見えるほど、至近距離にピントが合うようにはできていません。白内障手術で使うメスは、ちょうどボールペンの先端くらいです。試しに、ボールペンの先端を上向きに持って（先端が目に触れないように注意してください！）、少しずつ目に近づけてみてください。途中まではっきり見えますが、目に触れる手前の距離になると、ぼんやりして見えないのではないでしょうか。

それに白内障手術で傷口を作るのは、黒目の上端のところ、時計でいうと12時の位置です。そこに頭のほうからメスが近づいていくので、実際にメスが見えることは絶対にないのです。

それでは、手術中には何が見えるのか。気になりますね。

患者さんたちの実際の感想で多いのは、「万華鏡が見えました」というものです。ほかにも「青い光がぐるぐる回っています」、「深海から太陽を見上げたようです」というようなことを話される方もいらっしゃいます。

あとは「オーロラが見えました」という声も多いですね。たまにですが「宇宙が見えました」という人もいます。私は宇宙へ行ったことがないので、どういう風景なのかはよく分かりませんが（笑）、手術中はそのような幻想的な世界が見えるようです。

人間の目は二つありますから、白内障の手術を受ける皆さんは一生のうちに2回、そんな幻想の世界を見ることができます。万華鏡やオーロラが見える世界を満喫してやろう、というくらいに気持ちに余裕をもってもらえれば、手術の緊張もかなり和らぎ、安心して手術に臨めるかと思います。

手術全体のスケジュールを知っておこう

白内障手術は、手術自体はごく短時間ですが、手術の前後にはさまざまな検査や診察があります。

術前・術後の検査などを合わせると、トータルでだいたい1カ月半~2カ月の時間を見ておきましょう。長期の旅行などが重ならないように、余裕をもって計画を立てるといいですね。大まかなスケジュールは次のようになります。

【手術全体のスケジュール】

①手術予約

白内障手術を希望する人は、医師と相談して術前検査の日と手術日を決めます。

②術前検査＋採血

目の状態を詳しく調べるとともに、眼内レンズの度数を決めるために精密な検査を行います。全身の健康状態や感染症の有無を調べる血液検査も行います。

③手術前診察（手術3日前）

手術前の最終チェックを行います。診察をして、手術に向けての点眼薬などの準備について指導します。希望の眼内レンズの最終確認もここで行います。

④手術当日

日帰り手術であっても、手術の準備と手術、術後の安静時間などを合わせると、トータルで約2～3時間かかります。

⑤手術の翌日検査

視力の回復状態の確認と、合併症の早期発見のためにも、術後の定期検査は大切です。手術の翌日に必ず来院し、診察と生活の指導を受けてください。

⑥手術４日後検査

手術４日後にも定期検査があります。術後に目をぶつけた、見え方が急に変わったなどの異常を感じたときは定期検査を待たず、すぐに病院へ連絡してください。

⑦手術後１週間検査

手術してから1カ月の間は、1週間ごとに通院し、定期検査を受ける必要があります。経過の異常がなければ、術後1週間を過ぎるとおおむね通常の生活に近くなります。

⑧１カ月検査

1カ月を過ぎると、生活は術前とほぼ同じ状態に戻ります。以降は医師の指示に従って定期検査を受けるようにしましょう。

［図表７］手術前後の流れ

1. 手術予約	医師と相談し、術前検査の日と手術日を決めます。
2. 術前検査 ＋ 採血	眼内レンズの度数を決めるための精密な検査をします。 感染症の有無を確認するために採血も行います。 所要時間は３時間ほどです。
3. 手術前診察（手術３日前）	抗生物質点眼の確認、希望のレンズ（多焦点、単焦点）など手術の最終確認を行います。
4. 手術当日	手術の準備をしたあと、手術室へ入ります。 手術時間は４～５分です。来院してから終わるまで約２～３時間です。
5. 手術の翌日検査 6. 手術４日後検査	定期検査 手術後の定期検査は、視力の回復状態を把握したり、合併症を早期発見したりするため、非常に大切です。 目をぶつけたり、見え方が急に変化したり、何か異常を感じたりした場合は、すぐに受診してください。
7. 手術後１週間検査	手術後１カ月間は１週間おきに検査があります。
8. １カ月検査	細かい検査があります。 以降、間隔を空けて適宜検査があります。

出典：松原眼科クリニック「白内障ガイダンス」

白内障手術に注意が必要なケースとは

白内障の手術を受けるのは60代、70代の方々が中心になります。

年齢的には血圧が高い、糖尿病があるなど、一つや二つの病気を患っているケースは珍しくありません。病院でお薬をもらって、何種類も飲んでいる方もいらっしゃるでしょう。

そうした生活習慣病のある人、薬を飲んでいる人でも、ほとんどの場合は白内障手術を行うことができます。

ただし、血糖値がかなり高い状態が続いている場合や、心臓が悪く手術による緊張が不安といったときは、血糖値や心臓の治療を優先し、全身の状態が安定してから白内障手術を行うこともあります。かかりつけ医に確認をして、手術時期を決めるようにするといいでしょう。

また視神経が傷つく緑内障のある人、90歳以上の人は、手術の難易度が上がり、日帰り手術では対応できない場合もあります。こうしたケースも眼科医とよく相談をしてください。

なお、全身の状態や目の病気などによっては、白内障手術を受けられないケースもあります。次のような場合は注意をしてください。

【白内障手術を受けられないケース】

・眼内炎を繰り返している人
・コントロール不良の糖尿病の人
・医師の説明を理解できない人
・あおむけになれない人

安全・確実な手術のために不可欠な術前検査

さて、ここからは術前検査の内容や手術に向けての準備、手術当日の注意などを、順番に説明していきましょう。

もちろん手術の流れや方法は医療機関によって少しずつ違いますので、実際には手術を受ける病院・クリニックの指示に従ってほしいと思いますが、基本的なポイントはそれほど変わらないと思いますので、当クリニックの場合を紹介しておきます。

診察を受けて眼科医と相談した結果、白内障手術をすることになった場合、当クリニックではまず手術日と術前検査の日を予約してもらいます。

術前検査では、白内障手術のために必要な各種検査を行います。

例えば、患者さんの目の状態を知るために屈折検査や眼圧検査、眼底検査を行います。

［図表８］術前検査の種類

検査	内容
問診	患者さんの実際の見え方
屈折検査	現在の視力測定
眼圧検査	白内障以外の病気がないかどうか
細隙灯《さいげきとう》顕微鏡検査	白内障の進行度合い
眼底検査	白内障以外の病気がないかどうか
角膜内皮細胞検査	角膜の手術耐久性と、手術後の視力への影響
眼軸長測定検査・角膜曲率半径検査	使用する眼内レンズの度数決定

出典：眼科先進医療研究会『最新鋭　白内障手術』

屈折検査はいわゆる視力測定です。手術前にどのくらいの視力があるのかをチェックします。眼圧検査や眼底検査は、主に緑内障や網膜の異常といった白内障以外の病気がないかどうかを見るものです。網膜に異常があると、白内障手術をしても思ったような視力が出ないことがあるので、よく見ておかなければなりません。

　また白内障手術の進行具合を調べられるのが、細隙灯《さいげきとう》顕微鏡検査です。細隙灯という細い光を目に当てて、水晶体の濁り具合などを見ます。

　角膜内皮細胞検査や眼軸長測定検査も大事な検査です。

角膜というのは、黒目の部分のことでしたね。角膜内皮細胞検査では、手術で角膜が傷ついても問題がないかを調べます。眼軸長の検査は、手術機器のところでも説明しましたが、眼内レンズの度数決定のためになくてはならない検査です。

さらに血液検査も行います。感染症がないかどうかや、全身の健康状態をチェックしておき、安全に手術を行えるように備えます。

術前検査は、こうした一連の検査を行うので、全体で3時間くらいかかります。時間に余裕のあるときに予約を取っていただき、できればご家族に付き添ってもらうと安心です。

普段コンタクトレンズを装着している人は、術前検査の1週間前から、コンタクトレンズを外して生活をしてください。コンタクトレンズを付けたままだと角膜の形が微妙に変わってしまい、正しい検査や度数決定ができないことがあります。

また薬を飲んでいる人は医師に伝え、指示に従って検査を受けるようにしましょう。

［図表9］手術前点眼チェック表（ベガモックス点眼液）

【 眼 】

手術日

				（　　）
9時				
12時				
15時				
18時				
21時				

出典：松原眼科クリニック「白内障ガイダンス」

3日前から手術の準備をスタート

術前検査の次のポイントになるのが、手術の3日前です。ここから、いよいよ手術の準備期間に入ります。

3日前には手術前の最後の診察があります。ここで問題がなければ、予定どおりに手術を行います。希望する眼内レンズの最終確認をするのもこのタイミングです。

この診察で医師から手術の準備や生活の指導がありますので、しっかり守るようにしてください。

手術の準備でいちばん大事なことは、3日前から抗生物質の点眼薬を差すことです。手術中や術後に感染症が起こるのを防ぐために必要な目薬ですから、忘れずに点眼しましょう。よく使われるのはベガモックス点眼液（モキシフロキサシン塩酸塩液）です。これを1日5回差してもらいます。だいたい3時間おきに5回として、9時、12時、15時、18時、21時という感じです。当クリニックでは目薬と一緒に図表9のようなチェック表をお渡しして、差したら忘れないようにチェックしてもらっています。

手術前は、どんな人でも心身ともに緊張するものです。規則正しい生活を心掛け、十分な睡眠を取って体調を整えておくといいですね。

手術当日のメイクやネイルは避けて

いよいよ手術当日です。緊張する、ドキドキするという人がほとんどですが、眼科医もスタッフもこの日のために万全の準備をして患者さんを迎えますので、落ち着いて安心して手術に臨みましょう。

すでに説明したように、手術自体は平均4～5分ですが、手術の準備や術後の安静時間などを入れると、全体で2～3時間ほど時間がかかります。時間にゆとりをもって来院してください。

また来院時、女性はメイクをしないように気を付けてください。化粧水や乳液は付けてもいいですが、ファンデーションや口紅、色付きリップクリームなどは顔色が分からなくなるので避けてください。まつげエクステや付けまつげも、絶対にしないこと。少しでもきれいに見せたい女性の気持ちは分かりますが、手術後の「きれい」を叶えるためには、手術の日の「きれい」は少し我慢していただいて、メイクは控えてください。

また、爪にマニキュアやジェルネイルをしている人も落としてきてください。時々「私のこのネイル1万円もしたんだから取りたくないわ」と言う人がいますが、手術時には人差し指の先に血液の酸素濃度を測るクリップを付けます。ネイルをしていると酸素濃度を測れなくなってしまいます。人差し指で測れない場合もありますので、念のため中指も落としてきてください。

手術当日の具体的な流れは、次のようになります。

【手術当日の流れ】

①手術準備

当日の体調を確認する問診、血圧、体温のチェックなどをして、瞳孔を広げる散瞳薬や抗生物質の点眼をします。手術着（洋服の上から着用するガウン）を身につけます。

②手術室へ入室

準備がすべて済んだら手術室に入ります。

③手術

リクライニングチェアのような椅子にあおむけに座り、目の部分だけ開いているカバーで顔を覆います。目の洗浄や点眼麻酔をしたあとに、手術となります。手術中は急に顔や身体を動かさないように気を付けてください。

④術後の安静時間

手術後、医師の指示があるまで15~20分、安静にして過ごします。

⑤術後の説明など

経過に問題がなければ術後の注意、生活指導などを受けて終了となります。

⑥帰宅

手術した目を眼帯で覆うので、車の運転はできません。ご家族の運転かタクシー、公共交通機関などで、安全に十分に注意して帰宅してください。

手術中は「動かない」＆「リラックス」

手術のことについて、もう少しお話ししておきます。

白内障手術は、点眼麻酔で行います。点眼麻酔によって、目には麻酔が効いていますが、顔や身体は麻酔がかかっているわけではないので、動かそうと思えば動かすことができます。

ただし前述のように、白内障手術は医師が顕微鏡をのぞきながら1000分の何ミリ……という世界で行っています。そのときに急に顔が動いたらどうなるか……、とても危ないことは皆さんにもお分かりいただけるかと思います。

けれども、動いてはいけないと知っていながら、動いたりしゃべったりする人は意外に多いのです。患者さんが動くことで手術に時間がかかってしまうケースもあります。

なぜ動いてしまうのか。その理由は単純明快で、患者さんたちがとても緊張しているからです。手術が怖くて緊張し過ぎると、無意識に動いてしまうのです。ですから、緊張し過ぎないようにリラックスしていることが大事です。

しかし、ただ頭で「緊張しないように」「リラックスしよう」と一生懸命考えるだけではうまくいきませんから、手術中にリラックスするためのポイントを三つお伝えします。

一つ目は、手です。両手は軽く握るようにしてください。ゴルフをしている方はご存じだと思いますが、ゴルフクラブの持ち方は、ひよこが手の中にいるみたいに優しく握るといわれますね。それと同じように、軽く優しく握る。ギューッと強く握ると身体に力が入って緊張しますから、軽く優しく、がコツです。

私のクリニックでは、手術中に片手はナースの手を握ってもらうようにしています。これは安心のためともう一つ、合図のためです。手術中にどうしても咳がしたい、顔がかゆいなど何かがあったときには、その手をキュッキュッと2回握ってもらいます。それをナースに知らせてもらい、私が手を止めるので、そうしたら、しゃべったり動いたりしても大丈夫というシステムにしています。

二つ目は顎です。手術中は、顎は引くのではなく上に突き出すようにしてください。喉は動物にとって弱点です。ライオンもシマウマを狩るとき、最初に喉を噛みます。ボクサーだって身体を守るとき、顎を引きます。つまり顎を引くのは防御の姿勢なので、顎を引いていると脳が「防御しなければ」と思って余計に緊張します。リラックスのためには顎を上げておく、と頭に入れておいてください。

三つ目は口です。口も閉じたままではだめで、軽く開けておくのが大事です。口を閉じるとギューッと噛みしめてしまい、やはり身体に力が入ります。口を軽く開けて、口でゆっくり深呼吸をする。そうすれば自然に口を開けていられます。

手と顎と口、この三つのポイントを覚えていただければ、上手にリラックスした状態で手術が受けられると思います。

最後に、手術が無事に終わったら、自宅でゆっくり休んでください。

手術当日から翌日の診察までは、眼帯をしたままで過ごします。食事は普段どおりに取っても構いませんが、飲酒は控えてください。家事、読書、テレビの視聴やパソコン、スマートフォンの使用にも制限はありません。入浴も、顔を濡らさないようにすれば可能です。

ただし、この日は洗顔・洗髪、スポーツはできません。くれぐれも目を強く押さえたり、こすったりしないように気を付けて過ごすようにしましょう。

PART3〈「術後」の検査と生活について〉

術後は医師の指示に従って検査を受ける

ドキドキした手術が終わると、ほっとして気を緩めたくなる気持ちはよく分かります。しかし、手術が終わればそれでいいわけではなく、実は術後にも気を付けなければならない大事なことがたくさんあります。なにより、術後には必ず医師の指示に従って検査を受けるようにしてください。

手術は完璧に成功していても、手術の傷が完全に治るまでには平均でおよそ1カ月かかります。視力の回復状態を把握するためにも、合併症の早期発見のためにも、術後の検査はとても大切なのです。

一般的には、手術の翌日、4日後、1週間後に検査を行い、そのあとは約1週間ごとの検査が続きます。2カ月後には2週に1度、3カ月後には3週に1度という具合で少しずつ間隔を空けながら、術後半年頃までは月1回以上の定期的な検査を行います。

患者さんからすると「そんなに検査を受けないといけないの？」「目の調子もいいし、よく見えるからもう行かなくていいのでは」と少し面倒に思うかもしれません。

しかし、先ほど傷が治るまで約1カ月と述べましたが、術後に目の状態が完全に落ち着くまでには、半年から1年くらいかかります。また手術が終わったからと油断して術後のケアを怠ると、しばらく経ってから合併症が起こるケースもあります。

合併症についてはあとで詳しく説明しますが、なかには視力が下がってしまうような危険なものもあります。

患者さんたちには「今、見えるからＯＫ」ではなく、「見える状態を将来もずっと維持するために、忘れずに検査に来てくださいね」とお話ししています。

また、術後に目をぶつけた、急に見え方が変わったなどの異常を感じたときには、予約日を待たずに、すぐに検査を受けるようにしてください。

1カ月で、だいたい元どおりの生活ができる

術後は、感染症などの合併症を防ぐために、目薬を差してもらいます。

翌日から1カ月間は3種類の目薬を差します。抗菌薬（クラビットなど）、ステロイド系抗炎症薬（リンデロンなど）、非ステロイド性抗炎症薬（ブロナックなど）です。点眼する順番は自由ですが、一つ点眼してから次の目薬を差すまでに、5分くらい時間を空けるとよいでしょう。ほとんどの人は、2カ月目からは非ステロイド性抗炎症薬1種類になりますが、医師の指示に従って点眼を続けてください。

生活面で気を付けていただくこともいろいろとあります。

まず手術当日を含め3日間は、洗顔や洗髪はできません。髪を洗いたいときは美容院などで顔が濡れないように洗ってもらいましょう。洗顔ができませんから、目の周りのメイクもしないでください。

それ以外の生活や事務系の仕事、読書やテレビなどの視聴は、翌日から普通にしていた

だいて構いません。アルコールは血流が増えて傷が痛む可能性があるので、3日間はたしなむ程度にしてください。

術後1週間ほど避けてほしいのは、工事現場などのほこりが多いところでの仕事、重いもの（大きな漬物石やビール1ケースなど）を持つなど、無理に力むことです。激しい運動やスポーツ、サウナなどの汗をかく行為も1週間は控えておきましょう。この期間は、寝ている間に目を触ることがないよう、寝るときには保護眼鏡を使用してください。

また手術をして1カ月間は、安全のために保護眼鏡をかけて外出するようにしましょう。手術をして1カ月が経ち、経過に問題がないようであれば、手術前とほぼ同じ生活ができるようになります。

なお、手術のあとに眼鏡やコンタクトレンズを作るのであれば、傷が治った1カ月後以降に作ることをおすすめします。多焦点眼内レンズであれば、視力が安定してくる3カ月後以降が適しています。なぜなら、白内障手術で挿入した眼内レンズが安定し、しっかりと見えるようになってくるのには、少し時間がかかるからです。

ただし、仕事や生活ですぐに眼鏡が必要という人は、術後すぐに眼鏡を作っても問題ありません。眼鏡をかけることで予後が悪くなるといった心配はないので安心してください。

術後の症状① 「目が赤い」のは心配なし

手術後には、目の手術でできた傷口のあたりが少し赤くなります。傷口は数ミリと小さいとはいえ目の一部を切るわけですから、血が出て赤くなります。

ただ人によっては、傷口以外にもう少し広い範囲が赤くなる人や、なかには白目全体が真っ赤になる人もいます。

当クリニックの割合でいえば、患者さん１００人中50人は普通にしていれば分からないけれど、上まぶたをめくると赤くなっているのが分かる、残りの50人中25人は、普通に見たときに「ちょっと（目の）上のほう赤いね」というくらいです。そして残りの25人が「うわ、目が真っ赤っかやん、どないしたん？」と一目で炎症が分かる状態になります。

これは、血液がサラサラになる薬を飲んでいる人に多いのですが、出血が止まりにくいと球結膜下出血といって、白目全体に内出血が及ぶことがあるためです。

目が赤いと、患者さんはとても心配されますが、これは手術がうまくいかなかったなど、視力に影響するようなことではないので安心してください。出血は日に日に治っていき、早い人では1週間で良くなりますし、ほとんどは術後2~3週間で自然になくなります。

術後の症状② 見え方に慣れるまで時間がかかるケースも

目が赤くなる以外にも、術後に起こる症状には、次のようなものがあります。時間が経てば気にならなくなる症状も多いことを知っておいてください。

◆痛み、染みる感じ、異物感

手術後、麻酔が切れたあとに、軽い痛みや染みる感じ、異物感が生じることがありますが、ほとんどは数日で良くなります。術後には痛みを和らげる薬も処方しますから、医師の指示に従って服用してください。

◆ぼやける、見えにくい（矯正誤差）

多焦点眼内レンズを入れた場合、手術直後はレンズの見え方に慣れないために、すっきり見えない、違和感を覚える、遠くから近くなどに視点を動かしたときに一時的にぼやけて見えるなどの症状を感じることがあります。レンズに慣れて自然な見え方になるまでには、一般的に3～6カ月ほどかかります。

　また多焦点眼内レンズだけで近視、遠視、乱視を完全に矯正することは難しく、術後も多少残ってしまうことがあります。3カ月以上経って目の状態が落ち着いてからも見えにくさが続くときは、眼鏡などでの矯正が必要なこともあります。

◆光のにじみ（グレア・ハロー）、暗いところでの視力低下

　これも多焦点眼内レンズに多い症状ですが、夜間や暗い場所で街灯や車のライトの光が伸びてまぶしく見える（グレア）、にじんで見える（ハロー）などが起こることがあります。多くの人は慣れるに従い、気にならなくなります。

　また明るい場所に比べて暗い場所で視力の低下を感じる例もあります。ライトを明るくするなど、環境の調整で対応する方法もあります。

◆後発白内障（水晶体嚢の混濁）

手術後に眼内レンズを入れた袋に濁りが生じる「後発白内障」が発生し、かすんで見える、視力が低下するなどの症状が現れることがあります。眼内レンズは身体にとって異物なので、異物に対する反応として起こる症状です。手術をして数カ月で起こることもあれば、数年経って起こることもあります。

ただ、後発白内障は外来でレーザー治療ができますし、一度治療をすれば再発することはほぼありません。

術後の症状③　怖い感染症を防ぐためにケアを続けて

術後の合併症で、特に気を付けてもらいたいのが、傷口から細菌が入り込んで化膿してしまう「感染症（術後眼内炎）」です。

術後に感染症が発生するのはまれで、確率はわずか数千分の1です。しかし万が一起こってしまうと、急激に視力が低下し、最悪の場合、視力を失ってしまうこともあります。

昔は、農家の方が田んぼで汗を流して働いて、土の付いた手で目をこするなどして感染症を起こすことが多くありました。怖い感染症を防ぐためには、汚れた手で目に触れたりしては絶対にだめです。医師から指示された生活上での注意をしっかりと守り、処方された目薬を欠かさずに点眼し続けるようにしてください。

当たり前ですが、私たち医師は、患者さんの目のために最善を尽くして手術をします。けれども、医師が手術にかけられる時間はわずか4、5分です。そういう意味では、医師だけがどんなに頑張っても白内障手術は成功しません。

術後、数カ月にわたって点眼をはじめとした目を守るための行動を続けるのは、患者さん自身です。患者さんの努力があって、初めて白内障手術は成功するのです。

感染症以外にも、手術中や術後にまれに起きてくる合併症がいくつかあります。

術後の定期検査を忘れずに受けるとともに、目の強い痛み、視力の低下、目の充血が強くなるといった症状があるときはすぐに受診をしてください。

◆その他の合併症

非常にまれな合併症としては、手術中に大出血を起こす駆逐性出血もあります。また術後に角膜内皮細胞の減少が起こると、角膜が白く濁り、視力が低下します。ぶどう膜炎、中心性黄斑浮腫などが起こると、視力低下やものがゆがんで見えるなどの症状が起こります。このほか眼内レンズの変形などもあります。

◆眼圧上昇

術後に眼圧が上昇することがあります。眼圧が上昇すると、緑内障のリスクが高まるので注意が必要です。眼圧が高くなっているときは、使用する薬の種類などを変更するほか、場合によっては追加の処置、手術を行うこともあります。

◆眼内レンズの位置異常

まれに手術後に眼内レンズの位置が多少ずれることがあります。多くは見え方には影響がありませんが、状態によっては、眼内レンズの位置を修正するために再手術を行うケースがあります。

◆水晶体嚢の破損

手術中にごくまれにですが、水晶体の袋が破れることがあります。その場合は手術時間が長くなることがあります。また状態によっては再手術をしたり、眼内レンズの種類を変えたりする必要が生じることがあります。

【目と健康を考えるコラム2】

「目薬」を正しく使っていますか？

◆自分の目薬の使い方をチェック！

白内障の治療において、欠かせないのが「目薬」です。

白内障の検査や手術では、さまざまな目薬を使います。術前検査や手術時には看護師が散瞳薬といって、瞳孔を広げる目薬を差しますし、手術で使う麻酔も点眼麻酔、つまり目薬の麻酔です。

また白内障手術の前後には、怖い感染症を防いだり、目の炎症を抑えたりする目的で、患者さん自身にもたくさん目薬を差してもらいます。

もちろん白内障治療のほかにも、目薬を使う機会はいろいろとあるでしょう。最近ではドラッグストアに行けば、目の疲れやかすみの予防・改善、花粉症などのアレルギー症状の緩和など、さまざまな効果をうたった多種多様な目薬が市販されており、こうした製品を使っている人も多いのではないでしょうか。

目薬は、多くの人が日常的に用いる身近な薬の一つです。しかし、実は「正しい」使い方をできていない人も意外に多いのです。

例えば、皆さんは目薬を差すときに、次のようなことをしていないでしょうか。

・目薬の容器の先を、目尻やまぶた裏の粘膜に付けて点眼している。
・点眼後に、目を何度もぱちぱちして目薬を広げている。
・目の周りに落ちた目薬を、もったいないから顔を傾けて目に流し込んでいる。
・1回に1滴だと少ない気がして、2～3滴は差している。

「そういえば、やったことがあるかも……」と思った人も少なくないと思いますが、実はこうした目薬の差し方は、すべて間違っているのです。

一つ目の「容器の先を目尻などに付けて差す」のは、こうすると容器の先が安定し、失敗が少なくなるためだと思います。けれども、容器の先を目やまつげに付けると、まつげなどに付いた汚れや細菌が容器に付着し、そこから目薬の液が汚染されてしまいます。そのため目薬の容器の先は、目やまつげに触れないようにすることが重要です。

二つ目の「点眼後に目をぱちぱちする」も、良かれと思ってやってしまっている人が多いかもしれませんが、こうすると目薬が広がるのではなく、逆に目から鼻に目薬の液が流れ出てしまいます。

三つ目、「こぼれた目薬の液を目に流し込む」というのも、目の周りに付いた汚れや微粒子、細菌などを液と一緒に目に入れることになるので、避けましょう。

四つ目、「1回に1滴ではなく、2～3滴差す」のは、余分な目薬が目から溢れるだけで効果は特に変わりません。1回の使用量や医師に指示された量以上を差しても、あまり意味はないといえます。

目薬を安全に使い、その効果を最大限に得るためには、次に紹介する「目薬の正しい差し方」をぜひ覚えておいてください。

◆覚えておこう「目薬の正しい差し方」

目薬の正しい差し方は、次のとおりです。

①手を洗って清潔にする

目薬を差す前は、石鹸を付けた手を流水でよく洗い、手を清潔にします。

②1滴（指示された滴数）点眼する

頭を後ろに傾けて顔を上向きにします。片手の指で目薬を差すほうの目の下まぶたを軽く下に引き、もう一方の手で目薬の容器を持って1滴（医師に指示された滴数）、点眼します。このとき容器の先が目やまつげに触れないように注意してください。

③まぶたを閉じて約1分待つ

点眼をしたらまばたきをしないで、静かにまぶたを閉じます。1分ほど、そのままの状態をキープしてください。このとき指で軽く目頭を押さえると、鼻のほうに目薬が流れるのを防げます（白内障手術の前後の点眼は、細菌感染を防ぐために目を閉じるだけにしてください）。

④溢れた液はティッシュなどで拭く

目から溢れた液や、失敗して目の周りに落ちた液は、ティッシュや清潔なガーゼなどで押さえて拭き取ります。

このほか、目薬は保管場所・保管方法にも注意しましょう。

点眼後はしっかりキャップを閉めて、袋などに入れて保管してください。保管場所は、直射日光の当たらない涼しい場所が適しています。

目薬の容器に記載されている「使用期限」は、開封する前の期限を表しています。開封したあとは通常1カ月程度（市販の目薬は3カ月程度）で使い切るのが目安です。それ以降に残った目薬は「もったいない」と言わずに処分してください。

またそれ以前でも、目薬の液に浮遊物や濁りなどが見られたときは、液が汚染された可能性がありますから、使用しないようにしましょう。

◆よくある「目薬の疑問」に答えます

このほか、患者さんからよく質問される「目薬の疑問」をいくつか紹介しておきます。

・目薬を2種類以上差すときの方法は？

目薬を2種類以上使うときは、3～5分程度の間隔を空けて点眼するようにしてください。短時間で続けて差してしまうと、先に差した目薬液を、2回目に差した液が追い出してしまうかたちになり、十分な効果を得られません。

・冷蔵庫や薬箱で、目薬を保管していい？

目薬を冷蔵庫に保管してもいいですが、冷凍はしないように注意してください。

また目薬は揮発性成分を含むものの近くに保管すると、揮発性成分が目薬に移ってしまうことがあります。湿布薬を入れた薬箱や、防虫剤を入れたタンスなどに目薬を保管しないように気を付けてください。ほかに、油性マジックにも揮発性成分が含まれます。油性マジックで目薬の容器に名前や左右の区別などを書くのも避けましょう。

・ジェネリックの目薬を選んでもいい？

先発薬とジェネリック（後発薬）の目薬は、基本となる有効成分はほぼ同じです。医師がジェネリックをすすめるときは、それを選んでも差し支えないでしょう。ただし、ジェネリックは薬をより安く提供するために、配合成分や添加物を変えています。目薬では、先発薬とジェネリックで差し心地が違う製品もあるようなので、ジェネリックを使用して何か違和感を覚えたときは、医師に相談をしてください。

［第4章］

術後の見え方は自分で選べる！ 〝あなたの人生に合わせた〟 眼内レンズの選び方

PART1〈眼内レンズ選びの基礎知識〉

白内障治療の満足度に関わる眼内レンズ選び

白内障の「手術」については前章で詳しくお話ししました。ここでは、白内障治療のもう一つの大事なポイントである「眼内レンズ」について説明しましょう。

もう一度、白内障について思い返してみてください。

目のレンズの働きをしている水晶体が濁ってしまうのが白内障で、その濁った水晶体を取り除き、そこへ眼内レンズを入れるのでしたね。いわば水晶体という天然のレンズに代わる人工のレンズ、それが眼内レンズです。

この眼内レンズは近年、劇的な進化を遂げています。

最初に眼内レンズが生まれたのは今から約70年前、１９４９年です。イギリスのリドレー医師の発明により、目の中に入れる人工レンズが誕生しました。ちょうど今、白内障手術を考えている患者さんが生まれた頃に近いかもしれません。

初めの頃の眼内レンズは硬いプラスチック製でした。いってみれば、小さい虫眼鏡を目の中に入れるようなものですね。また白内障の手術・検査機器も、今ほど精度が高くありませんでしたから、当時は白内障を治療して「最低限、ものが見えるようになればよい」というのが眼内レンズの役割でした。

次に1980年代から1990年代にかけて、眼内レンズは大きく進化を遂げます。シリコンやアクリルといった柔らかい素材が登場したのです。これによって、レンズを折りたたんで目の中に入れることが可能になり、傷の小さい白内障手術ができるようになったことは、前にも述べたとおりです。

そして2000年を過ぎた頃、さらにもう一段階進化が起こります。せっかく治療をするなら、より自然に、快適に見えるようになりたいと誰もが思いますよね。そこで各メーカーも「より質の高い見え方（Quality of Vision）」を追求するようになり、高機能の眼内レンズが開発されたのです。それが人間の目に近い着色レンズや、ピントが複数ある多焦点眼内レンズ、乱視を減らす乱視矯正レンズなどです。

現在では、こうした高機能の眼内レンズが白内障治療で広く使われています。単焦点眼内レンズ自体もレンズ性能は高くなっており、数十年前と比べても今は格段に優れた眼内レンズを使えるようになっています。

そういう意味では、今の時代に白内障治療を受けられるのは、とても幸せなことだと私は思います。

ただし現時点では、どれほど高機能のレンズでも、人間の水晶体とまったく同じというわけにはいきません。水晶体のように自在に厚みを変えて、見たいところにピントを合わせられるような人工レンズはまだ存在していません。

だから、見たいところを快適に見るためには、その人に合った眼内レンズを選び、ピント調整をする必要があるのです。眼内レンズ選びと調整の仕方は、白内障治療の満足度にも大きく関わってきます。

レンズ選びで大切なのは「治療して何をしたいか」

眼内レンズ選びと聞いて、「ちょっと難しそう」「分からないから、お医者さんに選んでほしい」と思った人はいないでしょうか。

例えば盲腸の手術であれば、医師に任せて、言われたことを守っているだけでも治療は済みます。でも白内障治療のレンズ選びは、それではだめです。

なぜなら治療の結果、「どんなふうに見えるようになりたいか」は患者さん自身にしか分からないからです。

医師は、その人の目を詳しく検査して病気があるかないか、目の機能に異常がないかを見ることはできます。しかし眼科の検査では、その目を仕事や生活、趣味でどのように使っているかまでは分かりません。

そこで患者さん自身が普段どのような生活をしていて、見えづらくて不便なのはどういうときか、何が見えるようになると便利でうれしいか、それをよく確認して医師にもしっかりと伝えるようにしてほしいのです。

「友達や孫とスマートフォンで連絡を取り合うから、スマートフォンの画面をはっきり見られるようになりたい」「私はお裁縫が好きだから、手元の針を眼鏡なしで見えるようにしたい」など、皆さん希望はいろいろあると思います。

「外回りでよく車を使うので、運転のときに見えづらいのを治したい」、「旅行に行ったときに景色をすっきり見たい」という人もいるでしょう。できるだけ具体的なシーンを思い浮かべてみると、分かりやすいと思います。

白内障の手術後も人生は何十年と続きます。

今のことだけではなく、少し先のことも想像してみることをおすすめします。仕事をしている今はパソコン画面がクリアに見えると快適だけれど、退職したあとはどうなのか。また、見えづらくなって諦めていた趣味やこれから挑戦してみたい夢がある人は、それができる見え方にするのもよいと思います。

患者さん一人ひとりが〝自分にとっての最適な見え方〟を考えてみてください。

レンズ選びの基礎知識① 知っておきたい眼内レンズの種類

次に、眼内レンズを選ぶ際に知っておいてほしい基礎知識を二つお教えします。

一つ目はレンズの種類です。これまでにも何度か出てきましたが、白内障治療で使う眼内レンズは大きく2種類に分けられます。

・ピントが合う距離が一つの単焦点眼内レンズ（健康保険適用）
・ピントが合う距離が二つ以上の多焦点眼内レンズ（レンズ費用は健康保険適用外）

この2種類から、皆さんにはどちらかを選んでもらいます。

2種類の大きな違いは何かといえば、ピントが合う距離の数とレンズの費用です。

まず眼内レンズのピントの距離には「遠く」「中間」「近く」という三つがあることを覚えておいてください。

単焦点眼内レンズは、「遠く」「中間」「近く」のうちの一つにピントを合わせることができます。一方で、それ以外の距離はぼやけて見えるので、しっかり見たいときには必ず眼鏡が必要になります。

また、単焦点眼内レンズは健康保険が適用になります。健康保険に加入している人であれば、1割や3割などの自己負担で治療ができます。

それに対して多焦点眼内レンズは、ピントが合う距離は「遠く」と「中間」、「遠く」と

「近く」など二つ以上になります。三つの距離にピントが合う3焦点レンズもあります。眼鏡を使わなくてもより広い範囲が見えるようになるのが、多焦点眼内レンズの特徴です。ただし、多焦点眼内レンズのレンズ費用は健康保険の適用外になります。そのため単焦点眼内レンズに比べると、治療費は高くなります。

このように2種類のレンズは機能も費用も異なっていますから、それぞれの特徴をよく理解して選ぶことが大切です。

レンズ選びの基礎知識②　日常の感覚と違うレンズの距離感

基礎知識の二つ目は、ピントをどの距離に合わせるかです。

先ほど、レンズの距離には「遠く」「中間」「近く」の三つがあると話しましたね。このレンズの距離感は、皆さんの日常の感覚とはまったく違うものです。少し詳しく説明しましょう。

例えば、あなたは買い物を済ませて家に帰ってきました。リビングのドアを開けて中へ入り、向かいにある窓へ近づき、カーテンを開けます。すると景色が見えます。私のクリニックのある神戸市なら、六甲山やあべのハルカス、神戸空港など、いろいろな景色が見えるはずです。この窓の向こうの景色は、三つの距離でいえば「遠く」に入るのは皆さんも分かりますね。

次に、リビングルームのソファに座って、テレビを見るとします。これはどうでしょうか。三つの距離では「中間かな」と想像する人が多いと思いますが、眼科ではそうではありません。テレビを見る距離はだいたい2~5mですが、これも「遠く」に入ります。

それから、テレビを見ていてお茶を飲もうとして立ち上がりました。そのときに足元を見ると小銭が落ちていて「あ、お金」と気づいて拾う。この足元を見る距離感はなんだと思いますか？「中間」？「近く」？実は眼科ではこれも「遠く」なのです。

皆さんが思っている感覚とはかなり違うと思いますが、景色もテレビも足元も、1mより先を見るのはすべて「遠く」に入ると知っておいてください。

それでは「中間」はどんな距離なのか、疑問に感じると思います。

中間の距離とは40~60㎝くらいです。この距離で何を見るかというと、パソコンです。パソコンの画面、車を運転するときのカーナビやスピードメーターも「中間」の距離です。

それから、料理をするときやメイクをするとき、老眼の人が新聞を読んだりするのも、だいたい「中間」です。生活の多くがこの「中間」の距離に入ります。

最後の「近く」は、30～40㎝の距離です。小さいスマートフォンの画面を見るときはこの距離になります。ちなみに画面の大きいタブレットは「中間」です。

ほかに「近く」ですることといえば、文庫本を読むとき、お裁縫をするとき、趣味で工作などの細かい作業をするときもここに入ります。この距離で長時間作業をするような人は、「近く」にピントを合わせておくと便利です。

眼内レンズ選びは、この基礎知識①と②を組み合わせて決めていくことになります。つまり、ピントが合う距離は一つで、そのほかは眼鏡で補えばいいのか。あるいは、ピントが合う距離を多くして、できるだけ眼鏡の使用を減らしたいのか。

そして、ピントを合わせる距離（眼鏡なしで見られる距離）は「遠く」「中間」「近く」のどこにすればいいのか。そうしたことを医師と相談しながら決めていきます。

次に各レンズの特徴について、さらに詳しく見ていきます。

［図表 10］ 距離の目安の模式図

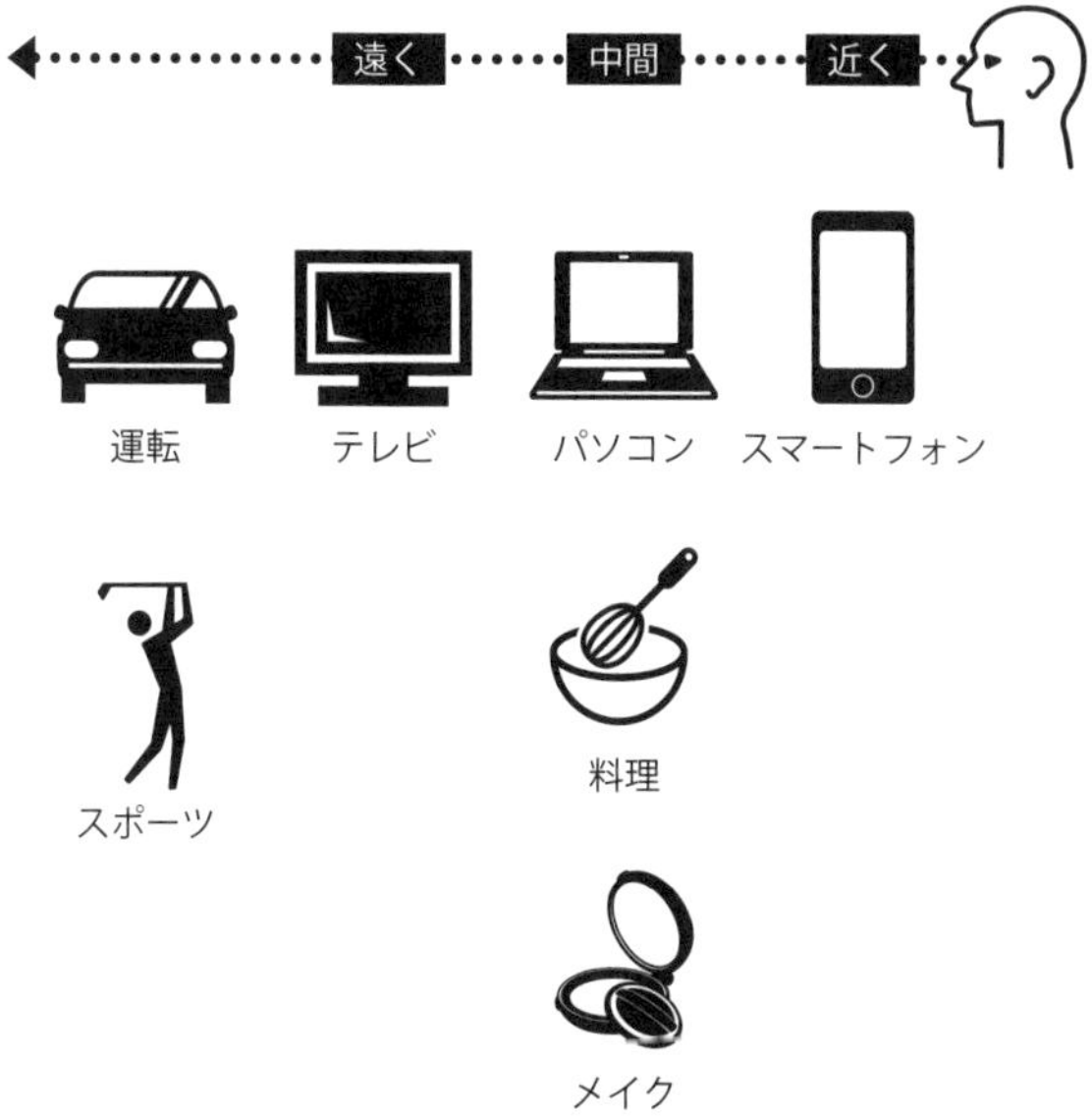

出典：日本アルコン白内障手術説明会資料

PART2〈それぞれの眼内レンズの特徴〉

ピントが合う距離が一つの単焦点眼内レンズ

まず単焦点眼内レンズの特徴から、説明します。

単焦点眼内レンズは、先ほどから繰り返しているように、ピントが合う距離は一つです。「遠く」「中間」「近く」のどこか一つにピントが合います。ピントが合う距離は、ハッキリ、クッキリ、シャープに見えるのが特徴です。

ただし、それ以外の距離はぼやけて見えるため、眼鏡が必要になります。

「遠く」にピントを合わせた人は、近くを見るときには老眼鏡が必要となりますし、パソコンを使うときには、パソコン用の眼鏡もまた別に必要になります。「近く」にピントを合わせた人は、遠くをはっきり見たいときに近視用の眼鏡をかけることになります。パソコン用の眼鏡も別に必要です。

つまり、白内障治療のあとに眼鏡を使っても構わない、集中して見たい距離が決まっているという人には、単焦点眼内レンズが適しています。

ピントを合わせる距離でいえば、精密機械を扱うような仕事や、長時間縫物や読書をする人などは「近く」に合わせておくと、よく見えてラクだと思います。

そんなに長時間「近く」を見続けないのであれば、「遠く」に合わせておくと、足元から遠方の景色までがよく見えるようになり、患者さんの満足度が高くなる傾向があります。

またレンズの性質から、夜間の運転で光をまぶしく感じることが少なくなります。

【単焦点眼内レンズのメリット】

・ピントが合う距離がはっきり見える。
・夜間の光のまぶしさやにじみが少ない。
・健康保険で治療が受けられる。

【単焦点眼内レンズのデメリット】

・ピントの合う距離以外はぼやけて見える。

・眼鏡を使う頻度が多くなる（「遠く」にピントを合わせたときはパソコン用と老眼鏡が二つ必要、「近く」にピントを合わせたときは近視用とパソコン用の眼鏡が二つ必要）。

ピントが合う距離が二つ以上の多焦点眼内レンズ

続いて、多焦点眼内レンズの特徴についてです。

多焦点眼内レンズは、光の性質を利用して「遠く」と「中間」と「近く」などの複数の距離にピントが合うように設計されています。

ピントが合う距離の見え方は、単焦点眼内レンズに比べると少し柔らかい見え方になります。ですから、見え方のシャープさというよりも、遠くも近くも、あるいは中間も含めて、ある程度眼鏡なしで見たい人、眼鏡の煩わしさを減らしたいという人に多焦点眼内レンズは向いているといえます。

ただし、多焦点眼内レンズの「近く」は、30~40㎝の距離がよく見えるようになっていますます。それよりも近い距離を見たいときや、文庫本などを長時間読むという人は、老眼鏡をかけたほうがラクに見えることもあります。

またレンズの種類によっては、夜間の運転時に光がまぶしく見えたり、にじんで見えたりするタイプもあります。レンズを入れてから見え方に慣れるまで時間がかかるのも多焦点眼内レンズの特徴です。

現在、国が認可している多焦点眼内レンズには、「遠く」「中間」の2焦点型、「遠く」「近く」の2焦点型、「遠く」「中間」「近く」の3焦点型という3種類（3製品）があります。最近では、国内で認可されていない海外製の多焦点眼内レンズを扱う眼科もあるようです。しかし、未承認の多焦点眼内レンズを使用して、万が一製品に不具合があった場合、国の補償なども得られず、患者さんの不利益になることも考えられます。そのため当クリニックは、認可された多焦点眼内レンズのみを使用しています。

生活や見たい距離に合わせて、最適な多焦点眼内レンズを検討していくことになります。

【多焦点眼内レンズのメリット】

・遠くも近くも見え、ある程度は眼鏡なしで生活ができる。

・裸眼に近い自然な見え方になる。

【多焦点眼内レンズのデメリット】

・夜間の運転などで光がまぶしく見える、にじんで見えるタイプがある。
・薄暗い場所で文字などが見えにくい場合がある。
・視力の安定まで3～6カ月かかることがある。
・レンズ費用は健康保険適用外で自費となる。

多焦点眼内レンズ①　夜間に運転をする人は「遠く」「中間」の2焦点

当クリニックで扱っている厚生労働省認可の三つの多焦点眼内レンズについて、それぞれの特徴を簡単にご紹介していきます（2020年8月現在）。

一つ目は、「アクティブフォーカス」（日本アルコン）です。これは「遠く」「中間」の見え方に優れた多焦点眼内レンズです。

このレンズの大きな特徴は、多焦点眼内レンズの弱点であった夜間などに光がまぶしく見える、にじんで見えるという「グレア・ハロー」が少ないことです。

さらにほかのレンズに比べて薄暗い環境での見え方の質も良いので、車の運転を頻繁にするという人は、この多焦点眼内レンズがおすすめです。「遠く」「中間」にピントが合うので、フロントガラスの向こうの標識がクッキリ識別できますし、車のカーナビやスピードメーターもよく見えます。

ただし、ピントが合うのは50㎝くらいまでの距離です。それより「近く」をはっきり見たいときは眼鏡が必要です。50㎝が見えていればパソコンを見たり、料理をしたりするのも問題はないと思いますが、手元で文庫本を読む、スマートフォンを見るといったときは老眼鏡をかけるとラクに見えます。

多焦点眼内レンズ②　近くを眼鏡なしで見たい人は「遠く」「近く」の2焦点

二つ目は、「テクニスマルチ」（エイエムオー・ジャパン）です。

これは国内で最も使用実績がある多焦点眼内レンズです。「遠く」と「近く」の二つにピントが合う設計となっていますが、「近く」の距離は、33㎝となります。

このレンズの特徴は「近く」の距離がよく見えること。小説を読むのが大好きで、毎日何時間も読んでいる、お裁縫のサークルで作品を作るのが趣味、手元の作業をよくするなど、手元を眼鏡なしでしっかり見たい人にはこのレンズが向いています。

ただし、このレンズはレンズの構造によって「グレア・ハロー」が発生します。時々、光が伸びて見えるのを「花火みたいできれい」とおっしゃる患者さんもいますが、夜間に車の運転をする人は対向車のヘッドライトが花火のように見え、危険なので避けておいてください。

また、中間の距離はややピントがぼやけて見えます。パソコンの操作をするときや料理をするときなど、中間の距離をはっきり見たいときはそれに合わせた眼鏡を作るとよいでしょう。

多焦点眼内レンズ③　「遠く」「中間」「近く」を眼鏡なしで見たい人は3焦点

三つ目は、「パンオプティクス」（日本アルコン）です。

「遠く」「中間」「近く」のいずれにもピントが合う3焦点で、2019年6月に厚生労働

［図表11］眼内レンズの種類

種類	構造・焦点	レンズの特徴	夜間・ グレア・ハロー
アクティブ フォーカス	アポダイズ 回折型 ２焦点	「遠く」「中間」の見え方に優れている。「中間」の焦点は 50㎝。	少ない
テクニスマルチ	回折型 ２焦点	「遠く」「近く」にピントが合う。 「近く」の焦点は 33㎝。	あり
パンオプティクス	回折型 ３焦点	「遠く」「中間」「近く」のいずれにもピントが合う。 「近く」でピントが合う距離は40㎝程度。	やや少ない

出典：医新会グループ「白内障・眼内レンズ手術」

省で認可されたばかりの最新レンズです。

　このレンズは新しい技術により、これまでの多焦点眼内レンズの弱点がかなり改善されています。まず、眼鏡をかけなくても「遠く（５m以遠）」「中間（60㎝）」「近く（40㎝）」の距離がそれぞれよく見えます。

　また、光がまぶしい、にじんで見える「グレア・ハロー」も比較的少なくなっていますし、薄暗いところでも安定した見え方になるよう設計されています。３焦点の見え方に慣れてくれば、夜間の運転にも十分対応ができます。

　ただし、「近く」でピントが合う距離は40㎝程度です。それよりも近くではっきり見たいときは、やはり老眼鏡をかけたほうがいいケースもあります。

一般に、ほとんどの人はこのレンズを入れると眼鏡が不要になります。メーカーの報告によると、術後9～12カ月の患者さん（58人）の94・8％が、眼鏡がいらなくなったと回答しています。

当クリニックではこのレンズを導入して以来、多焦点眼内レンズを選ぶ方の約6割がこのレンズを選択しています。実際に使用している方々の満足度もとても高くなっています。

乱視が強い人には、乱視用レンズもある

レンズに関してもう一つ説明しておきたいのが、乱視用のレンズです。

ここまで紹介してきた単焦点眼内レンズも多焦点眼内レンズも、「乱視」に対応したレンズがあります。乱視が強い人はそちらを使用することになります。

乱視というのは、角膜、つまり黒目部分の球面のゆがみによって、ものがぶれて見えたり、何重にも見えたりする状態をいいます。夜に月を見ると、月がいくつも重なって見えるような人は乱視がある証拠です。

白内障になった水晶体を眼内レンズに置き換えても、角膜にゆがみがあると乱視が残っ

てしまいます。そこで乱視の程度が強い人は、乱視を矯正する専用のトーリック眼内レンズを使うことで、ぶれを修正するわけです。

多焦点のトーリック眼内レンズは機能が一つ多いため、通常のレンズに比べて少し費用も高くなります。

たまに患者さんのなかで「とにかくいちばん（値段が）高くて、いちばん良いレンズを入れておいて」とおっしゃる人がいます。価格が最も高いのは多焦点のトーリックレンズですが、乱視がない人に入れると、かえってものがぶれて見えるようになってしまいます。

乱視があるかないかは、術前検査で医師が確認しますので、乱視用レンズにするかどうかは医師の指示に従って選択していただければと思います。

レンズの費用は種類によって異なる

次は、眼内レンズの費用についてです。ここも皆さん気になるところだと思いますが、費用はレンズの種類によって異なります。

実は眼内レンズの費用は手術費と一緒に支払う仕組みになっています。そのため、実際に支払う金額は医療機関によって少しずつ異なりますが、だいたい次のような金額が一つの目安になると思ってください（２０２０年８月現在）。

まず単焦点眼内レンズは、レンズ費用も手術費用も健康保険が適用になりますから、どちらも患者さんの自己負担は１～３割で済みます。

レンズ費用＋手術費は自己負担が１割の人で、片目あたり約２万円です。両目を手術するのであれば４万円程度です。所得によって自己負担が３割の人では、約５万５０００～６万円になります（高額療養費制度を使うと、さらに少ない負担で済む場合もあります）。

［図表12］眼内レンズの費用（2020年8月現在）

種類	レンズ費用＋手術費	保険
単焦点	片目：約2万円（1割負担の場合）	適用（自己負担1～3割）
2焦点	片目：約22万円	レンズ費用は適用外 全額自己負担（手術費は一部適用）
2焦点（乱視が強い）	片目：約26万円	
3焦点	片目：約31万円	
3焦点（乱視が強い）	片目：約36万円	

出典：松原眼科クリニック

乱視用レンズの場合でも金額は変わりません。

一方の多焦点眼内レンズは、以前はレンズ費用も手術費も健康保険が適用にならず、全額が自己負担でした。

しかし２０２０年４月から、多焦点眼内レンズを使った白内障手術が厚生労働省の定める「選定療養」の対象となり、レンズ費用は全額自己負担のままですが、手術費用の一部が保険適用になりました。そのため３月末までに比べると、少しですが患者さんの負担も少なくなっています。

「選定療養」とは、保険外併用療養費制度の一つで、保険診療との併用が認められています。厚生労働大臣が定める患者の快適性・利便性に関する療養、医療機関や医療行為等の選択に関する療養のことを指します。代表的なものに、「差額ベッド代」があります。

眼科では多焦点眼内レンズを用いた白内障手術が該当します。

通常の白内障手術は、一般的に健康保険が適用されますので、自己負担金のみを支払いますが、多焦点眼内レンズの場合は、その代金が自費となります。

車に例えると、オプションを付ければ金額が高くなる。そんなイメージでしょうか。

当クリニックでいうと、「遠く」「中間」、「遠く」「近く」の２焦点レンズの費用は、片目あたり約22万円です。２焦点で乱視が強い人は約26万円です。両目を手術すれば、それぞれ約44万円と約52万円になります。

３焦点の多焦点眼内レンズは、片目約31万円、乱視用のトーリックタイプは約36万円です。両目では約62万円と約72万円です（２０２０年８月末時点）。

こうして見ると、多焦点眼内レンズは少し値段が高いことは確かです。

しかし、これを高いと考えるか否かは人によって、また考え方によって異なってくると思います。

［図表 13］ 保険外併用療養費制度について

保険外併用療養費の仕組み
［選定療養の場合］

基礎的部分 （入院基本料など、保険適用部分） ◆白内障手術分◆	選定療養部分 （保険適用外部分） ◆多焦点眼内レンズ分◆
↑ 保険外併用療養費として 医療保険で給付	↑ 患者さんから料金徴収 （自由料金）

○選定療養

- 特別の療養環境（差額ベッド）
- 歯科の金合金等
- 金属床総義歯
- 予約診療
- 時間外診療
- 大病院の初診
- 大病院の再診
- 小児う蝕の指導管理
- 180日以上の入院
- 制限回数を超える医療行為

※平成18年の法改正により創設（特定療養費制度から範囲拡大）

出典：厚生労働省HP

多焦点眼内レンズだから、できること

多焦点眼内レンズは少し値段が高いですが、それだけに単焦点眼内レンズとは機能も違います。多焦点眼内レンズにすると何ができるか。繰り返しの説明になりますが、より具体的に考えていきましょう。

まずスマートフォンの画面を見ながら、テレビを見ることができます。これは多焦点眼内レンズでないとできません。単焦点眼内レンズはスマートフォンが見えるのであれば、遠くはかすんで見えにくくなります。

デスクトップパソコンを使いながら会議をするなどもそうです。多焦点眼内レンズであればパソコン画面も、会議で向こうの席に座った相手の顔もよく見えます。

料理もそうです。テレビで料理番組を見ながら料理をする場合、単焦点眼内レンズだとどちらかがぼやけて見え、作業が難しいですが、多焦点眼内レンズなら、テレビも手元のまな板もクッキリ見えた状態で料理することができます。

さらに、多焦点眼内レンズを入れると、買い物がすごくラクになります。第1章でも少

し触れましたが、買い物はとても広い範囲で目を使います。

店に入ったらまず「遠く」を見渡して売り場を見つけなければならないですし、次は棚にある商品を見比べなければなりません。これは「中間」の距離です。それから目当ての商品を手に取って値札や商品情報を読む。これは「近く」です。多焦点眼内レンズだとこれらがすべて眼鏡なしで見えるので、若い頃と同じような感覚でショッピングを楽しめるわけです。

また、当クリニックの患者さんの例ですが、旅行がすごく楽しいとおっしゃいます。

特に温泉へ行くと、老眼鏡や近視の眼鏡をかけていると曇ってしまいますが、多焦点眼内レンズの人は眼鏡なしでいいので、温泉でも困りません。うどんやラーメンを食べるときもそうです。多焦点眼内レンズなら眼鏡が曇ることを気にせず、うどんやラーメンを食べられます。すばらしいことです。

女性では、やはりメイクのときに便利という声が多いですね。

老眼になると、特に細かいアイメイクが難しくなるそうです。裸眼ではよく見えないし、だからといって老眼鏡をかけるとうまくできない。「目元も顔全体もはっきり見たい」と思われるのであれば、多焦点眼内レンズを選びましょう。

どんなに優れたレンズでも100点満点はない

現在の多焦点眼内レンズはとても優れたレンズですが、ただ、レンズを入れれば自動的に若いときとまったく同じ視力に戻るわけではないので、そこは誤解のないようにお伝えしておきますね。

高機能の多焦点眼内レンズを入れると、だいたい45歳くらいの見え方に戻ります。3焦点は40歳、2焦点は45～50歳くらいという感じです。皆さんにも「最近ちょっと老眼が出てきて、目が疲れる……」という時期があったと思いますが、その頃に戻るような感覚です。

20歳の頃のように「遠くも近くもばっちり見えて、視力に全然問題がない」というわけではありません。100点満点ではなく、98点くらいと思っていただければと思います。

ただ、98点でも「2点足りないこと」に注目して後悔する人もいます。そうなると、心のもちようで「見えない」という思いがますます目を見えにくくしてしまいます。

多焦点眼内レンズは脳がレンズの見え方に慣れて、快適に見えるようになるまで3カ月ほど時間がかかります。

白内障で手術が必要な状態の人の見え方は、あえて点数を付けるなら、20点くらいです。その20点が手術で98点に上がるのですから、「すごく楽しい」「うれしい」と思って、多焦点眼内レンズを使ってください。そうしないと見え方・視力も成長しにくいのです。

植物でも動物でも、手を掛けて愛情を注がなければ育ちません。足りないところを数えて「うまく育たへんわ……」とがっかりして水をやらなければ、いずれ枯れてしまいます。それと同じで、多焦点眼内レンズは自分で楽しみながら「見え方を育て」、使いこなしてほしいと思います。

眼内レンズとの付き合いは「エターナル」

皆さんは、エターナルという言葉を聞いたことがあるでしょうか。エターナルは英単語ですが、日本語では「永遠の」と訳されます。

私が皆さんに説明している眼内レンズも、エターナルです。なぜかといえば、眼内レンズは一生もの。一度入れたら100年は持つといわれています。つまり一度入れたレンズとは死ぬまで一緒ということです。

「死ぬまで」の時間をともに過ごすのに、あなたはどんなレンズを入れたいと思うでしょうか。多焦点眼内レンズを選べば、両目で60～70万円程度かかります（3焦点レンズの場合）。決して安くはありません。

しかし、海外旅行に1回行けば40～50万かかりますね。しかも海外旅行は、時間でいえば2週間ほどで、帰ってきたらまた日本での生活が待っています。

英会話はどうでしょうか。1年間通い、毎月高い費用を払っても、1年経ったらどうなるかというと、全部忘れてしまったり、「この英語、どういう意味だっけ……」となってしまったりという状態かもしれません。

その点、多焦点眼内レンズは一度入れれば「エターナル」です。死ぬまで見たいところを眼鏡なしで見ることができます。

眼内レンズはよく考えて自分で決めることが大切

もちろん、「どんな見え方になりたいか」「そのためにどれだけ費用をかけるか」の考え方は人それぞれです。

別に全部の距離が眼鏡なしで見えなくてもいいという人も、当然いると思います。

けれども、手術後もまだまだ続く生活を考えると、レンズの選択は皆さんの人生、夢、理想ともリンクしています。

そのときに一つの距離が見えるだけでいいのか、プラスアルファの少し楽しい人生を味わいたいのか。自分の胸に手を当てて、じっくりと考えてほしいのです。

「眼鏡なしでよく見える」と同年代の友人に若さ自慢をしなくてもいいし、メイクをきれいにできなくてもいい。でも、できたらうれしいし、楽しい人生になります。「あなた、若いわよね」と友達や子ども、孫に言われたらやっぱりうれしいし、さらに気持ちも若返る。そういう楽しみを得られるのが、多焦点眼内レンズなのかもしれません。

ただ何度も言いますが、レンズを選んで決めるのは医師ではなく、患者さん自身です。

皆さんはなんのために白内障の手術を受けるのでしょうか？　皆さんの夢はなんですか？　自慢したいことはありますか？　思うように動けた40～50代の頃の「見え方」をどのくらい欲しいと思いますか？

そうしたことを自問自答しながら、自分で「これだ！」というレンズを決めてほしいと思います。人生の責任はその人自身にしか取れません。時間がかかっても構いませんから、ぜひゆっくりと考えてみてください。

【目と健康を考えるコラム3】

中高年に多いドライアイと目のセルフケア

◆ドライアイは、白内障の症状と似ている？

白内障の症状でよくあるのが、「目のかすみ」や「視界がぼやける」「目が疲れる」「光がまぶしい」などです。ある程度の年齢になってこうした症状を自覚すると、「もしかして白内障かな？」と思う人も多いかもしれません。

実はこうした白内障とよく似た症状を引き起こすものに、「ドライアイ」があります。

ドライアイとはその名のとおり、目の表面が乾きやすくなる症状をいいます。健康な目の表面は涙の膜で覆われた状態になっており、それによって必要な潤いをキープし、目の表面を保護しています。しかし、涙の分泌量が少なくなったり涙の質が低下したりして、目の表面の涙の膜が不安定になり、目が乾きやすくなってしまうのがドライアイです。
ドライアイになると、目が乾いた感じがするだけでなく、ゴロゴロする、疲れやすい、充血するなど、さまざまな不快症状が現れます。

〈ドライアイの主な症状〉
・目が乾いた感じがする
・目が充血する
・目が疲れる
・目がゴロゴロする、異物感がある
・ものがかすんで見える
・目が痛い、重苦しい
・涙が出る、目やにが多い
・光がまぶしい

ドライアイの原因には、さまざまな要素があります。
まず年齢・性別では、皆さんが想像されるように年齢が高くなるほど、涙の分泌量が少なくなり、また涙の質も低下するため、ドライアイが起こりやすくなります。性別では、男性よりも女性に多いことが分かっています。

ドライアイの原因として最近特に増えているのが、パソコンやスマートフォンなどの画面を見続けることです。私たちの目は定期的にまばたきをすることで、涙の膜を目の表面に広げています。しかし、パソコンやスマートフォンの画面を見ているときは、画面を凝視するためにまばたきの回数が少なくなり、目が乾きやすくなってしまうのです。

さらに環境も関係します。空気の乾燥した冬場になるとドライアイの発症・悪化が増えますし、エアコンの風が当たる場所に長時間いる人は、ドライアイ症状が起きやすくなることが知られています。

ほかにも血圧を下げる薬など一部の薬の副作用や、シェーグレン症候群などの全身性の病気によって、涙の分泌量が減ってしまうこともあります。コラム１にも書いたように、アイメイクなどにより、涙の蒸発を防ぐ皮脂を分泌するマイボーム腺が詰まることでもドライアイは起こります。

ドライアイは単に不快を感じるだけでなく、目の表面が乾燥することで角膜や結膜の細胞に傷がつきやすくなり、視力が落ちてしまうケースもあります。気になる症状が続いているときは、やはり一度眼科を受診し、相談してください。

ドライアイの治療としては、目の潤いを持続させる点眼薬の処方が中心になります。涙の成分であるムチンや水分の分泌量を増やすジクアス点眼液、同じくムチンを増やすムコスタ点眼液、水分を保持して涙を安定させるヒアレイン点眼液など、いくつかの種類があります。

症状が重い場合は、まぶたの縁にある涙の出口を塞ぐことで、涙をためやすくする「涙点プラグ」などの治療法もあります。

◆ドライアイを防ぎ、目を守るセルフケア

ドライアイの改善や予防のためには、セルフケアも大切です。

まず、パソコンやスマートフォンの画面を見ている時間が長い人は、できるだけ目を休めるようにしてください。「目が疲れてきたな」と感じたら、まばたきを意識して増やすほか、数分間、目を閉じているだけでもかなり違います。

仕事でパソコンの画面を見続けなければいけないという人は、1時間ごとに5～10分の「目の休憩タイム」を設けることをおすすめします。窓の外の遠くの景色を眺めると、近くの画面を見続けて緊張していた目の筋肉が緩み、疲労回復になります。

また首や肩が凝っていると目への血流が低下し、涙の分泌量を減らすことにもつながります。首や肩を回す、伸ばすなど、気持ちの良い範囲でストレッチをするのもいいでしょう。

このほか、「目を温める」のも効果的です。目を温めると目の周りの血流が良くなり、さらにまぶたの際にあるマイボーム腺からの油分（皮脂）の分泌もスムーズになります。すると、涙の水分と油分のバランスが良くなり、涙が安定し目を保護する機能が高まります。

目を温める方法は、目を閉じてまぶたの上から温かい蒸しタオルを当ててみてください。家庭では、水に濡らして固く絞ったタオルを電子レンジで温めれば（６００ｗで30～60秒）、簡単に蒸しタオルができます。最近では、目を温める効果のあるホットアイマスクもドラッグストアなどで市販されていますから、そういったものを活用してみるのもいいでしょう。

ただし、蒸しタオルを作る際はやけどをしないよう十分に気を付けてください。市販のアイマスクは使用上の注意を守って使いましょう。

また目に炎症や強い充血があるときは、目を温めると症状が悪化してしまいます。そういう症状がある人は医師に確認してから行うようにしてください。

目を温めることはドライアイの改善・予防だけでなく、目や全身の健康増進にも役立ちます。当クリニックの看護師Mさんも、クリニックのブログで「目を温める効能」を次のように紹介してくれています。

・血行が促進され、疲労物質や発痛物質を流して目の緊張や凝りを緩和する。
・涙の水分と油分をコントロールしてドライアイを改善する。

・自律神経の副交感神経が優位になり、リラックス効果が得られる。
・目の周りのむくみが改善され、スッキリした表情になる。
皆さんも、目の疲れを感じたときや1日の終わりに、目を温めるのを習慣にしてみてはいかがでしょうか。

第5章

いくつになっても
心ときめく未来は創れる！
最高の視力を手に入れ、
人生を好転させた人たち

「目がよく見える」ようになると、人生も輝く！

白内障の手術を無事に終えて、翌日の診察で眼帯を外すとき、患者さんもドキドキすると思いますが、私も同じ気持ちなのです。眼帯を外した瞬間に患者さんの顔がパッと明るくなり、驚きと喜びが入り混じった表情で「わあ、よく見える！」「先生、ありがとう！」という言葉が飛び出すと、執刀した私も患者さんと同じで、心からうれしくなります。どんなに難しい手術だったとしても、苦労も緊張もすべてが吹き飛ぶ瞬間です。

白内障手術をした患者さんたちに接していると、「目がよく見える」というのは、こんなにも楽しくて、うれしいことなのだという事実を改めて実感させられます。

目がよく見えるようになるだけで、日常生活はぐんと便利になります。諦めかけていた趣味や活動も楽しめるようになります。白内障手術によって新しい人生が花開く、まさにそんな印象です。何歳になっても、心ときめく未来を創ることができるのです。

当クリニックには、白内障手術の経験や術後の変化をメールやアンケートで寄せてくれる方がたくさんいます。実際の患者さんたちのお声を紹介したいと思います。

事例①

「嵐」のライブでメンバー5人がクッキリ見えました！

（50歳・女性）

私は幼い頃から視力が悪く、中学生以降は眼鏡やコンタクトレンズなしでは生活が成り立ちませんでした。でも、白内障手術をしていただいたおかげで、裸眼でもハッキリ・クッキリ遠くが見えるという人生初体験の日々を送っております。

ほかのクリニックで診断をしてもらったときは、寄り添いのない対応に驚きを隠せませんでしたが、松原先生を訪ね、温かい言葉と親身な診断・治療を受けることができ、感謝でいっぱいです。

術後の変化を挙げるとすると、次のような感じです。

・旅行に眼鏡を持参する必要がなくなった（眼鏡は小さいようで、案外かさばる）。
・夜中に目が覚めてもよく見える。

・朝起きた瞬間から視界がクッキリしている。片目だけだが、目が良い人はこんな感じなんだ！と実感。
・月がぼやけて二つあるように見えていたが、今ではハッキリと見ることができる。

私は姪の影響で、十数年前より年がいもなく嵐のファンとなり、ライブにもよく足を運ぶようになりました。２０１８年12月のドームライブでは、ペンライトで一面海のようにきれいなはずの景色が、どうしてもぼんやりとしか見えませんでした。

しかし、２０１９年8月に手術を受け、その年の12月に術後の目でライブを鑑賞したら、あまりにもきれいな景色に感動しました。ペンライトはもちろん、5人のメンバーの姿もしっかり見えました。もう楽しむしかありません！　メチャクチャ楽しめました。

治療前は、まさか自分が白内障とは思っていなかったので、高額出費を覚悟で高性能な双眼鏡を買おうと考えていました。よく見えると評判の製品はとても高価でしたが、メンバーの姿をハッキリと見るために、買おうと思っていたのです。しかし、手術のおかげで双眼鏡を買う必要はなくなり、コンサートを満喫できました！

また、手術をする前は怖くて緊張しかありませんでしたが、「お気に入りの嵐の1曲分の時間だから、我慢しよう」と臨みました。終わってみれば1曲分の時間でした♪　先生をはじめ、スタッフの皆さまの温かく安心感のある対応で緊張がほぐれました。
今はまだ、食事やパソコンを見るときのピントがぼやけていますが、そこもクッキリと見える日を、多焦点眼内レンズの恩恵を受けられる日を楽しみに過ごしています。

事例②
職業はピアニスト。手元の鍵盤も譜面も、共演者の顔や姿も、すべてがよく見えます！

（50歳・女性）

多焦点眼内レンズを入れる白内障手術を受けてから、3カ月が経ちました。今のところ、経過は順調です。結論からいえば、ものすごくよく見えています。術後、眼帯を外した直後からよく見えました。鮮やかな4Kのテレビを見ているような世界です。

以前は、裸眼では水中で目を開けているような見え方で、眼鏡やコンタクトレンズで矯正しても、0・5くらいしか視力が出ず、すべてがぼんやりしていました。

今はきれいによく見えて、普通に生活もできて感謝でいっぱいです。現在は老眼鏡も含めて眼鏡はいっさい使っていません。「ド」が付く近眼から、裸眼で1・0まで視力が上がるなんて奇跡です。大満足です。

私はコンサートピアニストをするかたわら、後進の指導をしていますので、楽譜は毎日8時間から12時間は見ます。そんな鍵盤と楽譜を見続ける日常を送りながら、たまにゴルフやショッピングを楽しみます。料理もしますが、やはりすべてが自然に見えています。スマートフォンを見るときも老眼鏡はいりません。

コンサートでは、手元の鍵盤、ピアノの譜面、共演者の顔や姿、観客、すべてがクッキリ・ハッキリ見えています。

無理やり弱点を探せば、近距離は苦手です。例えば、小さなビタミン剤の瓶に書かれた点のような文字は不得意で、老眼鏡を使わないと見ることができません。

そう考えると若い頃の見え方とは違いますが、ごく小さな文字を見る機会がほぼないので困っていませんし、小学校から眼鏡かコンタクトの人生でしたから、取るに足らない弱点だと考えています。ほんのわずかな見え方の不具合は、工夫すれば快適になると思います。

最後に、松原先生の手術は4分、早い方では4分かかりません。優秀な検査技師の方、名医にかかることも成功の秘訣だと思います。

事例③

遠くの景色もよく見え、階段の上り下りも安心してできます

（81歳・男性）

目はほかの部分の手術より怖いと思っていましたし、以前より簡単に短時間でできるといった話は聞いていましたが、気持ちは落ち着きませんでした。手術された方にいろいろ

尋ねていました。

どなたにも変わらず気持ちの良い説明、対応をされ、高齢の私にも優しく分かりやすい対応をされていました。安心してスタッフの皆さまにお世話になれました。動作も機敏で、気持ちの良い雰囲気でした。

説明会のお話もうかがっていましたので、先生を信頼して、痛くも苦しくもなく、短時間で手術が終わり、術後も体調を気遣っていただき、落ち着いて帰宅できました。夜も痛み止めは必要ありませんでした。

今までの日常では気が付かなかったような、いろいろな場所もはっきり見え、帰宅途中の車の中から外を見て、緑も美しく明るく感じました。小鳥を飼っていますが、緑の毛のなかの黄色い胸の毛がはっきり見えました。

家の中の傷んだ場所、壁の傷なども気に掛かるようになりました。歩きながらあちこち遠くのほうを見るのも楽しくなりました。階段の上り下りも安心してできます。今となってはもっと早く決心して手術したらよかったのにと思います。

事例④
濁りが取れて視力が1・2に。趣味の山歩きもゴルフも楽しい！
（69歳・女性）

好きなことは、山歩きとゴルフ。山では頂上から遠くの景色を眺めたあと、手元の地図を確認したり、またゴルフではボールの行方を追ったりスコアを書いたりするので、遠くも近くも見えるほうが便利だと思いました。

濁りが取れて視力が1・2になったので、遠くまでハッキリ・スッキリ・クッキリ見えるようになりました。近くの新聞もラクラク読めます。

多焦点眼内レンズを選んで大変満足しています。ゴルフでは、ボールが落ちた場所がよく見えるので楽しく遊べますし、一緒にプレイする友人からボールの行方を見てねと頼まれています。スーパーでの買い物では、消費期限や添加物等の小さい字をチェックすることが多いのですが、よく見えるようになりました。夜には星がキラキラ輝いているのが見え、夜空の美しさに、改めて感激しました。

【そこが知りたい！　白内障治療のQ&A】

最後に、白内障治療の「よくある質問」を取り上げておきます。

ここに掲載する回答はあくまでも当クリニックの場合を基準としたものです。気になることがあるときは、それぞれ治療を受けている眼科の主治医や執刀医にどんどん質問をして、安心・納得して治療を受けてほしいと思います。

Q　白内障手術はいつするのがいいでしょうか？

A　その人が「生活に不自由を感じたとき」が適切な時期です。

白内障手術の「適切な時期」は人によって異なります。白内障が進んでいても生活で困ることがない場合は、手術をしなくても構いません。逆に白内障の濁りは少なくても、まぶしさや見えづらさで困ることが多ければ、手術を検討されるとよいでしょう。

手術や眼内レンズの精度が高くなっている最近では、白内障の症状が進む前に手術をして、快適な見え方を取り戻し、生活を楽しもうという人も多くなっています。

Q　白内障治療で、両目を一度に手術することはできますか?

A　片目ずつ間隔を空けて手術をします。

白内障手術のあとは、翌日の診察まで眼帯をつけたままになります。両目を一度に手術してしまうと、術後に両目が見えない状態で1日過ごすことになりますから、基本的には片目ずつ間隔を空けて行います。

当クリニックでは火曜日と金曜日が手術日なので、片目を火曜日（金曜日）に手術したらもう一方は次の金曜日（火曜日）という具合で、数日を空けて手術をしています。

まれにですが、遠方から受診している患者さんなどで、どうしても同日で両目を手術したいという要望があるときは、個別に対応しています。

Q　白内障手術をしたあとに、また白内障が再発することはありますか？

A　白内障が再発することはありません。

手術では、白内障により濁ってしまった水晶体を取り除きます。そのため、白内障そのものが再発することはありません。

ただし、手術後に「後発白内障」が起こることはあります。これは眼内レンズを入れた水晶体の袋に濁りが出るもので、目がかすむ、視力低下などが起こる場合があります。この後発白内障は、外来でレーザーを使って治療ができます（健康保険適用）。また一度処置を行うと、再発することはありません。

Q　眼内レンズに寿命はありますか？

A　寿命はなく、お手入れや交換も不要です。

白内障手術で使われる眼内レンズは、耐久性に優れていて、生体適合性の良い素材でできていますから、寿命はありません。コンタクトレンズのようなお手入れも不要ですし、深刻な合併症などがない限り、レンズ交換も必要ありません。

Q　一度眼内レンズを入れてしまうと、交換はできませんか?

A　手術後早い時期であれば、交換できることもあります。

術後に「手術で単焦点眼内レンズを入れたけれど、やっぱり多焦点眼内レンズを入れたい……」といったご相談を受けることも時折あります。

眼内レンズは目の中に挿入すると、だんだんと袋などの周りの組織と癒着していきます。そのため術後に時間が経ったあとでは、交換が難しいこともあります。交換を考えるのであれば早いうち、できれば術後数カ月くらいの間に医師に相談することをおすすめします。

レンズ交換を希望される場合は、医師の診察・検査を受けて、交換が可能かどうかを診てもらってください。

レンズ交換ができないときは、眼鏡やコンタクトレンズで見え方を調整します。

Q　白内障手術を受ける眼科は、どう選べばいいですか？

A　手術数や実績をよく確認してください。

白内障手術は細かいミクロの世界での手術になりますから、執刀医の「腕」がものをいうところがあります。やはり高い技術をもつ経験豊富な医師を選ぶことをおすすめします。

地方の眼科やクリニックでもホームページなどで白内障手術数を公表しているところも多いと思いますから、手術数や実績を確認して判断されるとよいでしょう（眼科医が複数いる医療機関では、誰が執刀するのかも重要です）。

参考までに、当クリニックの２０１９年の白内障手術実績は８４３件、開院以来10年間での総数は５７４５件です。そのうち多焦点眼内レンズを用いた白内障手術は、開院以来１４９５件と、全国でも屈指の実績を誇っています（２０２０年８月現在）。精度の高い白内障手術をすべて院長である私が行っています。

【目と健康を考えるコラム4】

「目がよく見える」ことと健康寿命

◆「目がよく見える」シニアはやっぱり元気！

第5章では、白内障手術によって「よく見える目」を取り戻した方たちの、喜びの声や率直な感想を紹介させていただきました。

私が白内障の患者さんたちに自信をもって治療をおすすめするのは、実際に手術をした方々の、こうしたステキな変化を常に目の当たりにしているからです。手術前は目の不調もあって家にこもりがちで、少し元気がない様子だった患者さんも、白内障手術をすると驚くほどいきいきとした表情になり、ショッピングや旅行、趣味の集まりに出かけたりと、とても活動的になります。

私が長年、臨床の現場で実感してきた「白内障手術で目がよく見えるようになることで起こる良い変化」は近年、さまざまな研究で科学的にも確かめられるようになってきています。

　ちょうど本書を執筆している頃、全国紙にちょっと面白い記事が掲載されました。タイトルは、「目がよく見えるシニア『活発』趣味・町会…参加増える傾向　順天堂大の研究者ら分析」というものです。少し長くなりますが、記事の一部を引用します。


「目がよく見える高齢者は、ボランティアやサークル活動など社会活動への参加が１・６倍増える――。これまでよくわかっていなかった高齢者の視覚と社会参加の関係を、順天堂大の平塚義宗・先任准教授（眼科）らが明らかにした。高齢者の社会活動は認知機能を維持するのに有効で、見え方を改善することが健康への近道となりそうだ。

　平塚さんらは２０１６年に行われた65歳以上の男女約２万２千人の調査結果をもとに、見え方と社会参加の関連性を見た。見え方については、主観で『とてもよく見える』『よく見える』『見える』『あまり見えない＋見えない』のいずれかを回答してもらった。
　社会参加については、ボランティアやスポーツ、趣味、町内会や老人クラブなどに参加しているかを聞き、見え方との関連を調べた。年齢や病気などの要素が強く影響しないように調整もした。すると、『とてもよく見える』と答えた人は『見える』と答えた人に比べ１・６倍、『よく見える』と答えた人は１・３倍、社会参加しやすいことがわかった。一方『あまり見えない＋見えない』と答えた人の社会参加は０・６倍に減っていた。特にスポーツなど体を動かすことに影響していた。」（朝日新聞夕刊：２０２０年６月30日）

記事の要旨を分かりやすくまとめると、ただ「見える」と答えたグループよりも、「とてもよく見える」「よく見える」と答えたグループの高齢者は、１・３～１・６倍も社会参加に積極的であるということです。

反対に、「あまり見えない＋見えない」というグループでは、社会参加が大きく減ってしまったということです。

この記事では、調査をした医師が「メガネが合っていない人が多い。数年に１回は視力の確認をして、きちんと見えるものを使ってほしい」とアドバイスを添えています。しかし、白内障による見えづらさは眼鏡の調整だけでは改善できませんから、私はこれに、「眼鏡を調整しても見えにくい人は、白内障手術を検討して」と付け加えたいと思います。

◆認知機能と白内障との関連も明らかに

また認知機能と白内障の関係も、いろいろな研究報告が行われています。

例えば、筑波大学医学医療系眼科の大鹿哲郎教授の研究では、白内障の手術で視機能が回復すると、高齢者の認知機能が改善したことが確認されています。

これは２００８年に発表された研究で、対象となったのは、両目に白内障手術を行った１０２人の患者さん（平均年齢75・３歳）です。この人たちの手術前と手術２カ月後の「視覚関連ＱＯＬ」「うつスコア」「認知機能テスト」の結果を比べたところ、手術後はすべてにおいて改善が見られたということです。

少し難しい言葉があるので説明しましょう。「視覚関連ＱＯＬ」とは、日常生活での「見えやすさ・見えにくさ」と、それによって生活に不便が生じているかといった視力に関わる生活の質（Ｑｕａｌｉｔｙ ｏｆ Ｌｉｆｅ）のことです。またうつ」とは、気分が落ち込み、何もする気になれない、疲労感や憂鬱な気分が長く続く、以前は好きだった趣味なども楽しめないといった状態を指します。うつ状態から、認知症に進んでしまうケースもあります。

「認知機能テスト」では「今日は何曜日ですか？」といった質問に答えたり、ものの名前を記憶して答えたりすることで、記憶力や判断力などを調べます。点数が高いほど、認知機能も高いと判定されます。

つまり、この研究結果を簡単な言葉で言い換えれば、白内障手術をしたあとは、見えにくさや生活の不便さが改善し、気分が明るく前向きになり、記憶力や判断力などの認知機能も向上したということです。このような結果になった理由について、大鹿教授は「しっかり見えることによるメリットが大きい」と語っています。

白内障で目がよく見えないと、周囲を探りながらゆっくり動かなければ不安ですし、信号や看板が見えにくければ出歩くのもおっくうになります（視覚関連ＱＯＬ低下）。そのうちに引きこもりがちになり、身体を動かす時間や脳を働かせる機会もどんどん減ってしまいます（うつ、認知機能の低下）。

反対に、「周囲がよく見えるようになると、動作も素早くなり、積極的な行動が可能になる。実際に、視力低下により寝たきりのような生活をしていた人が白内障手術を受けると元気に出歩き始め、身なりにかまわなかった方がきれいに化粧をするようになる、という変化は臨床事例でも多く見られる」（NIKKEI STYLE「ウェルエイジング」２０２０年3月18日）という報告もあります。

こうした研究報告は、ここに紹介した以外にいくつもあり、「よく見える」ことは高齢者によくあるうつ状態や、認知機能の低下を防ぐ効果があることが推測されます。

皆さんが「頭も身体も、いつまでも元気で長生きを」と考えるのであれば、積極的に白内障を治療し、ぜひ「よく見える目」を保ってほしいと思います。

おわりに

本書を最後まで読んでいただき、ありがとうございました。

私が神戸市に自分のクリニックを開業したのは２０１０年のことです。２０２０年でちょうど10年になります。

開業前に勤めていた甲南病院では、白内障、網膜剥離、硝子体手術、緑内障などを中心に、年間１８００件余りの膨大な手術をこなしていたものです。

実は、私にとってはそれも〝楽しい日々〟でした。手術をすることが好きですし、有能なスタッフにサポートされながら、技術を追求できることにやりがいを感じていました。なによりも、患者さんの「ありがとう」「先生なら安心」という言葉がうれしく、もっと自分にできることはないかと考えるようになりました。

そこで「小規模なクリニックならもっと患者さんのニーズに応えられるのではないか」「病院と同じようにあらゆる眼科手術ができるクリニックをつくれば、地域の方々に喜んでいただけるのではないか」と思うようになり、開業を決意したのです。

私が日々の診療で心掛けているのは、患者さんとは〝人と人〟として向き合うということです。少し前までは、医師が診断して治療方針を決め、患者さんがそれを受け入れるという時代もありました。しかしそれでは、必ずしも満足のいく治療は望めません。

特に今は、人生１００年の時代です。眼科の治療に何を期待するのかも、一人ひとり異なります。そこで患者さん自身にも「治療をして、どういう生活をしたいのか」「どんな人生を送りたいのか」を考えていただき、それに寄り添った治療を行う必要があるのです。

そのため、私は診療時も白衣を着ないことをポリシーにしています。

白衣を着ると、いかにも医師という権威を笠に着ているような感じになり、患者さんはなかなか本心を話せません。また患者さんがリラックスして話せるように、診察室は基本的に1対1にして、看護師も席を外すようにしています。

そうして1対1で向き合うと「手術はしたくない」「ちょっと見えたらそれでいい」など、患者さんの素直な〝心の声〟に触れることができます。

患者さんの本音の希望をお聞きしながら、不安なことがあればそれを取り除き、治療の選択肢で迷うようであれば、時間がかかっても一緒に考えていくことで、その人にとって最善の治療を行えるようにと努めています。

私がなによりも大切にしているのは、「つらい症状を抱えて来院される患者さんを、笑顔にして帰したい」という思いです。人の笑顔には周りの人を元気にしたり、ハッピーにしたりするパワーがあります。患者さんが笑顔になれば、その人の家族も友人も笑顔になりますし、私たち医療従事者も笑顔になります。

最近では「このクリニックを東京ディズニーランドのようにしたい！」と本気で考えています。東京ディズニーランドのように、患者さんたちがワクワクしながら来てくれて、「来てよかった」「先生と話せてよかった」と言いながら帰路に就く。そういう場所にしたいというのが、私をはじめ、スタッフを含めた当クリニック全員の願いです。

そして、開業10年の節目に本書を出すことで私が皆さんにお伝えしたいのは、「人生

100年時代こそ、年齢にかかわらず、その人らしく人生を楽しむ人が増えてほしい」ということです。

今の時代は「年だから仕方ない」と、見えづらさを我慢しなくてもいいのです。視力の低下でできなくなったことを諦めなくていいのです。視力低下や見えづらさは白内障手術ですっきり解消できます。

白内障を治療して「よく見える目」を取り戻し、ぜひワクワク・ドキドキする未来をご自身で選んでほしいと思います。

最後に、患者さんに常に温かく寄り添い、精度の高い診療・検査・手術を支えてくれている当クリニックの優秀なスタッフたちに改めて御礼を伝えたいと思います。

そして、私たちに「ありがとう」の言葉や笑顔という最高の報酬を与えてくださるすべての患者さんたちに、心より感謝を贈ります。

松原 令（まつばら さとし）
医療法人社団松原眼科クリニック理事長
１９９１年神戸大学医学部卒業後、神戸大学医学部附属病院、兵庫県立淡路病院、米国テキサス大学、兵庫県立柏原病院、神戸大学大学院医学系研究科、財団法人甲南病院での勤務を経て、２０１０年松原眼科クリニックを開院。
手術を得意とし、開業前に勤めていた甲南病院では年間約１８００件の手術を行う。「大学病院と同じような手術ができればもっと地域の方々に喜んでいただけるのではないか……」と考え開業を決意。「つらい思いを抱えて来院される患者さんを、必ず笑顔にして帰したい」という思いをモットーに、大学病院と変わらない最新機器の導入、最新技術の提供だけでなく、待ち時間の快適さや気軽に声を掛けやすいアットホームな雰囲気づくりを心掛けている。気持ちが明るくなるような対応を心掛け、より良い医療の提供を追求し続けている。

本書についての
ご意見・ご感想はコチラ

「バラ色《いろ》の毎日《まいにち》」を叶《かな》える
白内障治療《はくないしょうちりょう》

二〇二〇年一一月二五日 第一刷発行

著 者 松原 令
発行人 久保田貴幸
発行元 株式会社 幻冬舎メディアコンサルティング
〒一五一-〇〇五一 東京都渋谷区千駄ヶ谷四-九-七
電話 〇三-五四一一-六四四〇（編集）
発売元 株式会社 幻冬舎
〒一五一-〇〇五一 東京都渋谷区千駄ヶ谷四-九-七
電話 〇三-五四一一-六二二二（営業）
印刷・製本 シナノ書籍印刷株式会社
装 丁 弓田和則

検印廃止

Printed in Japan ISBN 978-4-344-92951-7 C0047
幻冬舎メディアコンサルティングＨＰ http://www.gentosha-mc.com/